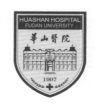
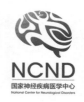

复旦大学附属华山医院
脑血管病外科疾病
病例精解

毛颖　朱巍◎主编

U0193843

厚德 · 仁术 · 创新 · 奉献

科学技术文献出版社
SCIENTIFIC AND TECHNICAL DOCUMENTATION PRESS

图书在版编目（CIP）数据

复旦大学附属华山医院脑血管病外科疾病病例精解 / 毛颖，朱巍主编. —北京：科学技术文献出版社，2023.1

ISBN 978-7-5189-9768-8

Ⅰ.①复… Ⅱ.①毛… ②朱… Ⅲ.①脑血管疾病—血管外科学—病案—分析 Ⅳ.① R651.1

中国版本图书馆 CIP 数据核字（2022）第 204111 号

复旦大学附属华山医院脑血管病外科疾病病例精解

策划编辑：帅莎莎　　　责任编辑：帅莎莎　　　责任校对：张吲哚　　　责任出版：张志平

出　版　者	科学技术文献出版社	
地　　　址	北京市复兴路15号　　邮编　100038	
编　务　部	（010）58882938，58882087（传真）	
发　行　部	（010）58882868，58882870（传真）	
邮　购　部	（010）58882873	
官 方 网 址	www.stdp.com.cn	
发　行　者	科学技术文献出版社发行　全国各地新华书店经销	
印　刷　者	北京地大彩印有限公司	
版　　　次	2023年1月第1版　2023年1月第1次印刷	
开　　　本	787×1092　1/16	
字　　　数	126千	
印　　　张	12.5	
书　　　号	ISBN 978-7-5189-9768-8	
定　　　价	118.00元	

主编简介

　　毛颖　复旦大学附属华山医院院长，神经外科常务副主任，国家神经疾病医学中心（华山医院）执行主任。教育部"长江学者"特聘教授，国家杰出青年基金获得者。中华医学会神经外科学分会候任主任委员，中国医师协会神经外科医师分会副会长，上海市医师协会神经外科医师分会会长。已培养博士研究生超过 30 名，目前在读硕士研究生 2 名，博士研究生 13 名。在神经外科工作 30 多年来，率领团队围绕具有高致残率和病死率的两大脑血管疾病——难治性脑动脉瘤和烟雾病，在国际上率先开展了个体化设计的脑血管重建手术，并不断革新该技术，解决了一系列临床问题，变"难治"颅内动脉瘤为"可治"；同时显著提高烟雾病手术的疗效和安全性。先后发表国内外论文超过 200 篇，SCI 论文超过 150 篇。作为第一完成人获得 2017 年国家科学技术进步奖二等奖、2015 年及 2018 年上海市科技进步一等奖、2015 年及 2018 年教育部高等学校科学研究优秀成果奖（科学技术）。获得吴阶平医药创新奖、上海医学发展杰出贡献奖、上海市首届青年科技杰出贡献奖；评为上海市科技精英、上海领军人才、上海市"十佳医师"等。

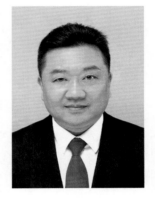

朱巍　复旦大学附属华山医院神经外科总院执行主任，神经外科第二党支部书记，脑血管病亚专科学科带头人，上海市优秀学术带头人。中华医学会神经外科学分会脑血管病学组副组长，上海市医学会神经外科专科分会副主任委员及脑血管外科学组组长，中国卒中学会脑血管外科分会副主任委员。

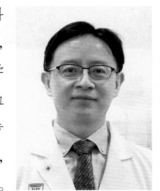

每年开展复杂脑动脉瘤等高难度手术 500 余例，紧紧围绕脑动脉瘤发病机制、破裂风险评估及外科治疗难点等突出问题开展研究，取得众多突破性成果。先后入选国家"万人计划"领军人才，上海市卫生系统"百人计划""新优青计划"，上海市科技启明星计划等。以第一或通讯作者身份在 *Annals of Neurology*、*Stroke*、*J Neurosurgery* 等脑科学领域权威杂志发表 SCI 论文 50 余篇、国内权威核心期刊论文 12 篇。承担国家自然科学基金 5 项、科技部国际合作科研项目 1 项等共 14 项科研项目。获得专利授权 2 项。获得国家科学技术进步奖二等奖、上海市科技进步一等奖、人民日报"国之名医·优秀风范"奖、王忠诚中国神经外科医师学术成就奖、上海市卫生系统"银蛇奖"一等奖等。

序 言

　　探寻神经外科的源头，始自古希腊、古罗马时代对脑外伤的处理。千百年来，总有沉思的学者和手术的工匠毫不妥协，付出智慧、勇气和劳作，一边劈波斩浪、一边拥抱凡常。历经数代先贤的攀登和现代科学的洗礼，神经外科已经发展成为一门综合性极强的临床学科。

　　作为拥有"触摸"人脑特权的医学专科，神经外科有其独特性——一方面，现代神经外科尚年轻，许多技术经过兄弟学科摸索培育后方转化至神经外科，并在这方沃土继续发芽滋长。另一方面，神经外科选择的路并不好走：对脑功能的保护，限制了手术切除的范围；人体的血脑屏障，阻碍了许多药物的使用；临床前原位动物模型的高门槛，增加了脑肿瘤转化的难度；独特的免疫、代谢特点和异质性，也让神经外科的发展困难重重……然而，医学的节律不改，自有学人的求索依然。我们生逢21世纪这个"脑的世纪"，更有幸探索在这个神经外科高速发展的绚烂年代——前人栽下万顷苗，新时代春风里，新理论、新技术、新方法更是层出不穷。正应了那一句"人生最大的幸事，莫过于在富于创造力的壮年发现了自己的使命"。

　　我非常赞赏一种说法——我们医生应该建立"MIH"的体系："M"就是Mission、"I"就是Innovation、"H"就是Humanity，也就是说，我们医生要始终统筹兼顾使命、创新和以人为本的关系。一名成熟的神经外科医生需要经过漫长的培养和等待——不仅需要扎实的解剖和专科基础，还需要缜密的思维、大胆又细致的操作、对患者的高度责任心。如我们在脑肿瘤手术切除时，眼里不能只见肿瘤，还需要借助多模态影像、导航、电生理监测、清醒麻醉、虚拟现实、3D打印、DSA、荧光、红外、拉曼、质谱等各类新技术来定位功能区和周围血管等解剖，降低手术风险。术后需要个体化用好放疗、射波刀、质子刀、化疗、靶向治疗、免疫治疗、电场治疗、康复……提高患者生存期和生活质量。最终，我们依然要立足于每一个病例，为可能、尽所能，从每个患者身上学习取经，让我们的事业在每一次的如履薄冰、循序渐进中发展，最终风生水起、蔚为大观！

本套病例精解书拟以国家神经疾病医学中心、复旦大学附属华山医院神经外科的临床实践为基础，通过对常见病、疑难病及罕见病等诊疗方案和处置过程的阐述，传递良好的临床思维。让严格的规范、鲜活的经验穿越无尽纷乱，而不至散落。书中既有对适宜技术和规范诊疗知识的推广和普及，也有对神经外科新技术、新进展的介绍与启迪。

相信广大神经外科同道能从这套病例精解书中得到收获和启发，从而更好地服务于我们的患者。

毛颖

前　言

　　脑血管病外科在诸多神经外科亚专科中是最重要的基础性亚专业，也是所有神外专科医生进入临床后最多经手的神经系统疾病。目前，脑血管病已成为中国人死亡的最常见病因之一，针对这个问题，大到高级神经外科中心，广到地市级基层医院，对脑血管病处置能力的培养和提升，都居于极为重要的位置。

　　此外，随着老龄化社会的到来，各类脑血管病死亡的患者数量在我国居于首位，成为老年人致死致残的首要病因。随着国人生活水平的提高和人均寿命的延长，脑血管病的发病率和检出率逐年上升。而国人饮食谱和工作生活习惯的变化，使得脑血管病出现了一定的年轻化趋势。脑血管病造成的社会与个人疾病负担极为沉重，亟须培养一大批优秀的脑血管病外科专业人才守护人民健康。

　　国家神经疾病医学中心、复旦大学附属华山医院神经外科脑（脊髓）血管病专业组是国内最早开展脑（脊髓）血管病外科治疗的单位之一，是复旦大学脑血管病研究中心。具备高质量的人才梯队：有专科医师 20 多人，其中主任医师或教授 5 人、副主任医师或副教授 4 人，博士和硕士研究生导师 7 人，均为博士研究生学历。华山医院也是国内率先建立神经外科专有复合手术室的单位之一，现有 3 间复合手术室和 10 台大型平板 DSA 仪。4 个院区（总部、虹桥院区、浦东院区和宝山院区）开放脑（脊髓）血管病床位约 150 张。年造影、介入、手术量约 1 万台，积累了丰富临床经验与海量优秀病例资源。

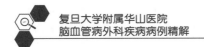

在国家推进分级诊疗与公立医院高质量发展的战略驱动下，不同层级的医院承接着不同类型的疾病诊治目标，如地市级基层医院更多地处置常见脑血管病，而高级神经外科中心则肩负着疑难危重脑血管病的诊疗职能。然而，由于种种原因，即便是相同等级的医院，其诊疗能力也千差万别。因此，分享华山医院神经外科脑血管病专业的优势资源，促进国内脑血管病诊治更规范、更有效，是我们编写此书的初衷。

在本书的撰写过程中，我们精选的 22 个病例，涉及脑动脉瘤、脑动静脉畸形、脑动静脉瘘、脑海绵状血管瘤、烟雾病、缺血性脑卒中、自发性脑出血、颈动脉狭窄、慢性硬膜下血肿 9 大类目。既有常见病（如脑出血、脑卒中）的规范化诊疗和适宜技术展示，又有疑难病（如难治性脑动脉瘤、功能区脑动静脉畸形、脑干海绵状血管瘤）的新进展与新技术介绍，也有罕见病（如烟雾病、脑动静脉瘘）的诊疗经验总结。争取做到让不同层级、不同背景和不同阶段的医生都有所体会，共同提高。

展望未来，在脑科学蓬勃发展的时代，作为神经外科医生，不仅要关注手术技艺本身，而且要探索脑血管病外科对于改善脑健康的价值。如我们通过脑功能图谱等研究，认识到利用脑缺血性疾病（以烟雾病为例）的精准脑血流重建，可以明显改善患者的认知功能。因此，我们也希望启迪"后浪"们能够在前人基础上继续突破创新，寻找新的手术适应证、开发新的治疗方案与研发新的设备，使脑血管病外科的基石更坚固，人类的未来更美好。

朱巍　毛颖

目　录

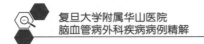

病例 1
床突旁动脉瘤的手术夹闭治疗一例

病历摘要

【基本信息】

患者女性，49岁。

主诉：间断头痛1月余。

现病史：患者1个月前无明显诱因出现头痛，以左侧为主，呈胀痛，有时伴有眼眶疼痛，无视物模糊，无发热，无恶心、呕吐，无耳鸣，无肢体活动障碍等。就诊于当地医院，头颅MRA示左侧颈内动脉（internal carotid artery，ICA）动脉瘤可能，为进一步诊治至我院就诊，以"左侧颈内动脉未破裂床突旁动脉瘤"收住入院。

既往史：无高血压、冠心病、糖尿病病史。

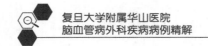

【体格检查】

神志清楚，格拉斯哥昏迷量表（Glasgow coma scale，GCS）评分 15 分，视力、视野正常，对答切题，双侧瞳孔等大、等圆，对光反射灵敏，四肢肌力 5 级，病理反射（−）。

【辅助检查】

完善术前检查后，行数字减影血管造影（digital subtraction angiography，DSA）检查：左侧颈内动脉床突旁大动脉瘤，瘤体 16.6 mm × 16.6 mm，瘤颈 6.4 mm。

造影术中临时压迫左侧颈内动脉，行对侧颈内动脉正位和椎动脉侧位造影：侧支循环代偿良好。

【诊断】

左侧颈内动脉未破裂床突旁动脉瘤。

【治疗经过】

经与患者详细沟通手术夹闭与介入治疗的利弊后，患者选择开颅手术夹闭。在完成复合手术室全身麻醉气管插管后，于右侧股动脉以 Seldinger 技术穿刺置入 8F 股动脉鞘，并用生理盐水持续冲洗股动脉鞘。于眶上外侧入路，在打开硬脑膜后，分离外侧裂，打开颈动脉池、视神经池，显露颈内动脉、视神经及前床突；切开前床突硬脑膜，将硬脑膜翻向下，覆盖视神经、颈内动脉及动脉瘤；用超声外科吸引器 CUSA 刀磨除视神经管上壁、前床突及部分视柱；切开颈内动脉远侧硬脑膜环（distal dural ring，DDR），暴露颈内动脉眼段；然后切开镰状韧带及部分视神经鞘，移位视神经，显露动脉瘤近端瘤颈；瘤颈完全暴露后，在 0.035 inch 导丝导引下用 8F Merci 双腔球囊导引导管于病变侧颈内动脉取出内芯（图1-1）；注射0.6 mL造影剂充盈球囊，临时阻断颈内动脉，用50 mL针筒逆行抽吸，瘤体明显塌陷，用3枚垂直开窗夹FT 654跨越颈内动脉堆叠塑形夹闭。术后即刻行DSA，示动脉瘤完全闭塞，无载瘤动脉狭窄（图1-2）。患者术后意识清楚，无视力、言语或肢体功能障碍，术后第8天顺利出院。术后1年复查头颅CTA，未见动脉瘤复发。

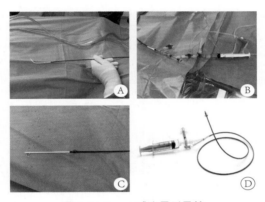

图1-1　Merci球囊导引导管

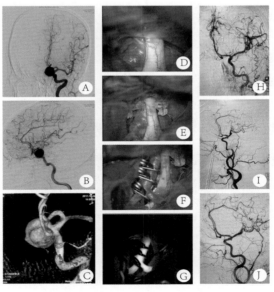

A、B、C：术前DSA；D、E、F、G：动脉瘤夹闭术中；H、I、J：术后DSA。

图1-2　床突旁动脉瘤夹闭术前、术后的影像学检查及术中所见

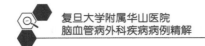

病例分析

患者系中年女性，首发症状为间断头痛，被明确诊断为"左侧颈内动脉未破裂床突旁动脉瘤"。随着血管内介入治疗（endovascular treatment，EVT）材料种类的丰富及技术的不断进步，血管内介入治疗已成为治疗床突旁动脉瘤的首选方法。大型或巨大床突旁动脉瘤在行常规支架辅助弹簧圈栓塞（stent-assisted coiling，SAC）后易复发，血流导向装置（flow diverter，FD）的应用，明显提高了其治愈率，且降低了动脉瘤的占位效应；然而，该患者考虑到动脉瘤复发风险等因素，选择开颅手术夹闭治疗。该动脉瘤属于 Barami 分型中的 Ⅲ a 型鞍膈上型，通常使用跨血管夹塑形夹闭。采用复合手术室球囊辅助逆行抽吸技术治疗床突旁大型动脉瘤，能够有效控制载瘤动脉；颈内动脉逆行抽吸能够降低瘤壁张力，利于塑形夹闭，避免直接穿刺夹闭不全导致的术中出血。

病例点评

床突旁动脉瘤是指起源于远侧硬脑膜环与后交通动脉起始部之间的颈内动脉及其主要分支的动脉瘤，又称眼段动脉瘤。由于床突旁区域解剖结构复杂，与前床突、颈内动脉、颅底硬脑膜返折和脑神经等关系密切，床突旁动脉瘤的手术治疗具有较大的挑战性。随着血管内介入治疗材料种类的丰富及技术的不断进步，血管内介入治疗的安全性和有效性明显提高，已逐渐成为治疗床突旁动脉瘤的首选方法。然而，对于伴有颅内非串联的多发动脉瘤、消化道溃疡、存在占位效应或射血征的巨大床突旁动脉瘤，血管内介入治疗存在一定的局限性。

夹闭治疗床突旁动脉瘤的关键是磨除前床突，充分暴露动脉瘤颈。前床突外侧与蝶骨小翼相连，内侧通过前后根与蝶骨体相连。前根形成视神经管的顶壁，后根即视柱，将蝶骨小翼与蝶骨基底部相连。前床突磨除有硬脑膜下和硬脑膜外2种方法，何种方法更佳，仍有争议。硬脑膜下磨除前床突，能在直视下清晰观察到动脉瘤与颈内动脉、视神经等周围结构，一旦动脉瘤破裂，能辨别破裂状况，迅速控制出血。有学者认为硬脑膜外磨除前床突时硬脑膜不仅起保护作用，而且防止骨屑污染蛛网膜下腔。硬脑膜外磨除操作更迅捷，提供更好的定位和更大范围的视神经管壁磨除。对Barami Ⅰ型床突旁动脉瘤，习惯从硬脑膜下磨除前床突；Ⅱ型或Ⅲ型，则从硬脑膜下或硬脑膜外Dolenc入路均可。利用1 mm直径高速磨钻自视神经管上壁向前磨除1 cm左右，再横着磨除至蝶骨小翼的外侧，可以将包含前床突、视神经管上壁及连接蝶骨基底部的视柱一整块去除。应个体化前床突磨除的范围，在打开视神经管时必须间断地磨除，同时要用生理盐水持续冲洗，降低视神经的热损伤。要不断观察视神经附近残留的骨质厚度，打磨时应轻轻擦除视神经管的骨质，而不是磨穿它。CUSA刀的应用使得磨除前床突更安全，尤其对起源于颈内动脉背侧壁的床突旁动脉瘤；此外，其还能减少对视神经的损伤。

彻底打开颈内动脉表面的DDR也尤为重要。DDR包裹颈内动脉并融合成其外膜，这层硬脑膜还构成了镰状韧带、视神经鞘膜、鞍膈等结构。DDR外侧与颈内动脉附着较致密，内侧附着较疏松，常形成向下方凹陷的硬脑膜囊，称为"颈动脉陷窝"。近侧硬脑膜环（proximal dural ring，PDR）外侧包绕动眼神经，内侧包绕颈内动脉，又称为颈内动脉 – 动眼神经膜。对于Ⅰ型大型床突旁动脉瘤，瘤颈移行至床突段颈内动脉，需进一步打开 DDR 和海绵窦顶壁，才能显露并夹闭动脉瘤；对于内下朝向的Ⅲa型床突旁动脉瘤，仅需要磨除部分前床突和视神经管上壁、切开镰状韧带即可显露瘤颈。对磨除前床突的患者均应在缝合硬脑膜前用骨蜡封突，肌肉填塞生物胶水加固，以免发生脑脊液漏。

　　床突旁动脉瘤的夹闭策略取决于动脉瘤的分型和瘤体大小。对改良 Barami 分型Ⅰ型动脉瘤常平行于载瘤动脉直接夹闭，Ⅱ型、Ⅲ型动脉瘤则使用跨血管夹塑形夹闭。采用复合手术室球囊辅助逆行抽吸技术有利于床突旁大型或巨大动脉瘤的手术夹闭，然而，对于伴有机化血栓、瘤壁钙化、球形病灶或无侧支循环代偿的巨大床突旁动脉瘤，手术夹闭困难，通常需要行颅内外血管吻合术。

【参考文献】

1. BARAMI K, HERNANDEZ V S, DIAZ F G, et al.Paraclinoid carotid aneurysm: surgical management, complications, and outcome based on a new classification scheme.Skull Base, 2003, 13（1）: 31-41.

2. XU F, HUANG L, XU B, et al.Endovascular retrograde suction decompression-assisted clipping of large paraclinoid aneurysm in hybrid operating room: 2-dimensional operative video.World Neurosurg, 2018, 114: 178.

3. 徐锋，林通，徐强，等 . 床突旁动脉瘤的手术夹闭治疗 . 临床神经外科杂志，2018，15（1）: 1-7，11.

（徐锋　徐斌）

病例 2

颞浅动脉-桡动脉-大脑后动脉搭桥治疗基底动脉顶端 - 大脑后动脉多发动脉瘤一例

病历摘要

【基本信息】

患者女性，52岁。

主诉：车祸后检查发现右侧脚间池占位3月余。

现病史：患者3个月前因车祸致头部外伤，在当地医院就诊，头颅CT提示右侧桥前池占位，病灶呈高密度。当地医院诊断其为"桥前池占位：静脉窦血栓？"。患者发病以来，无剧烈头痛，无神志不清，无四肢麻木及乏力，无大小便失禁等不适。为求进一步治疗，患者来我院就诊，以"脚间池占位"收治入院。

既往史：否认高血压、冠心病、糖尿病等慢性病病史。否认长期服用药物史，否认药物过敏史。

【体格检查】

神志清楚，GCS 评分 15 分，双侧瞳孔等大，直径 3 mm，对光反射灵敏，四肢肌力 5 级，肌张力正常，病理反射（−）。

【辅助检查】

头颅 MRA：右侧大脑后动脉多发动脉瘤，伴腔内夹层血栓形成（图 2-1）。

血管壁高分辨率 MRI：基底动脉顶端－大脑后动脉夹层动脉瘤，瘤内可见条状分隔伴明显强化，瘤壁稍厚伴环形强化（图 2-2）。

全脑血管造影：右侧基底动脉及大脑后动脉 P1-P2 段各见一梭形夹层动脉瘤（图 2-3）。基底动脉－大脑后动脉 P1 段动脉瘤瘤体最大直径 24 mm，宽 4.5 mm；P1-P2 段动脉瘤最大直径 7 mm，宽 2.6 mm。压颈试验提示后交通动脉代偿不佳（图 2-4）。

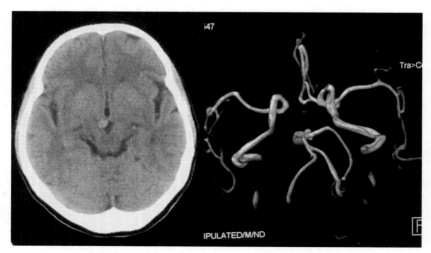

图 2-1　头颅 MRA 见右侧大脑后动脉多发动脉瘤，伴腔内夹层血栓形成

笔记

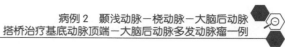

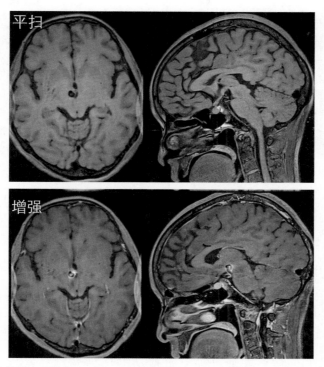

图 2-2　血管壁高分辨率 MRI 提示动脉瘤内条状分隔伴明显强化，瘤壁稍厚伴环形强化

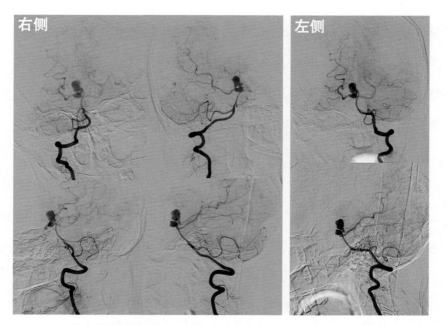

图 2-3　全脑血管造影提示基底动脉及大脑后动脉 P1-P2 段各见一梭形夹层动脉瘤

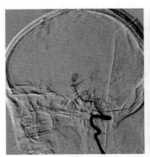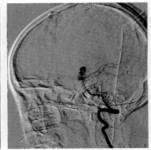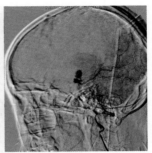

图 2-4　压颈试验提示后交通动脉代偿不佳

【诊断】

基底动脉顶端 – 大脑后动脉多发动脉瘤。

【治疗经过】

本例为多发夹层动脉瘤，ELAPSS 评分 32 分，预测 3 年进展概率为 45%，5 年进展概率为 61%，属于高风险动脉瘤。术前血管造影提示丘脑、大脑脚穿支直接从瘤体处发出，常规开颅夹闭和血管内栓塞治疗损伤重要穿支风险较大，考虑到纤细的载瘤动脉和夹层动脉瘤的复杂性，以及该段发出较多重要分支，闭塞将发生严重并发症。因此，结合患者年龄、治疗意愿等多方面因素，选择中流量搭桥（颞浅动脉 – 桡动脉 – 大脑后动脉 P2 段）＋动脉瘤孤立＋二期基底动脉动脉瘤栓塞术进行治疗。

我们采取颞下入路开颅，术前腰大池引流 50 mL，可减少对颞叶的牵拉。使用多普勒超声引导并标出颞浅动脉（superficial temporal artery，STA）的额支或顶支位置；分离出颞浅动脉主干移植段后，延长切口至耳郭上方；将皮肌瓣上抬暴露 Henle 棘和颧弓根部，磨除部分颧弓根部；随后，向颞浅动脉主干移植段插管，用肝素盐水冲洗；接着，颞部开颅形成 5 ～ 6 cm 的骨瓣；以曲线形切开硬脑膜，牵拉颞叶，暴露环池并释放脑脊液，使颞叶完全松弛。

牵拉抬起右侧颞叶可见基底动脉-大脑后动脉 P1 段，大脑后动脉 P1-P2 段多发动脉瘤，动脉瘤体广泛粥样硬化（图 2-5A），无法直接塑形夹闭。取左侧桡动脉，预留长度约 15 cm，以防其吻合后扭曲缠绕。将桡动脉近端与右侧颞浅动脉端-端吻合，再行桡动脉远端与大脑后动脉 P2 段端-侧吻合。动脉吻合方式为 10-0 proline 线间断缝合（图 2-5B，图 2-5C），夹闭大脑后动脉 P2 段动脉瘤血管（图 2-5D）。术中造影显示桥血管通畅，右侧大脑后动脉 P2 段及远端血管血供来自吻合血管，远端显影良好（图 2-5E，图 2-5F）。椎动脉造影显示大脑后动脉 P1 段动脉瘤少量显影。2 周后复查血管造影，显示基底动脉顶端处动脉瘤瘤颈少量显影，应用可解脱弹簧圈闭塞此处动脉瘤，复查造影显示动脉瘤完全消失（图 2-6）。患者术后出现轻度右侧动眼神经麻痹，无其他神经功能障碍。术后 3 个月复查，动眼神经麻痹好转。

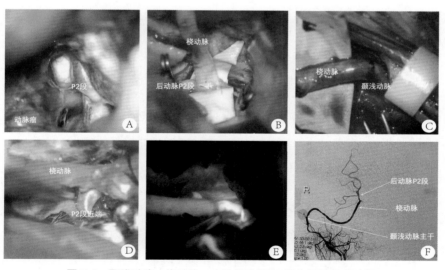

图 2-5 颞浅动脉-桡动脉-大脑后动脉 P2 段血流重建术过程

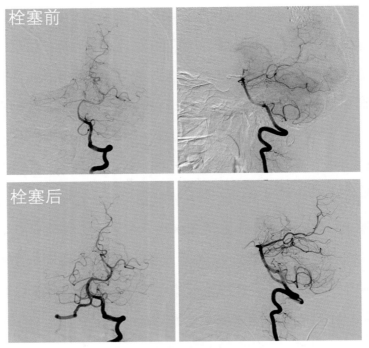

图 2-6　基底动脉顶端残留动脉瘤栓塞术

病例分析

　　CT 显示桥前池动脉走行区球形病灶，与动脉、静脉窦信号近一致，务必首先考虑动脉瘤可能。MRI 增强示部分显著环形强化区域，腔内有条索样增强信号，3D-TOF-MRA 示右侧基底动脉 - 大脑后动脉梭形多发占位，因此明确诊断右侧基底动脉 - 大脑后动脉多发梭形夹层动脉瘤。

　　由于复杂的解剖结构、较深的手术路径和狭小的操作空间，梭形大脑后动脉 P2 段动脉瘤的显微外科治疗具有极大的挑战性。近端载瘤动脉闭塞被认为是治疗复杂大脑后动脉动脉瘤的一种可行的治疗方案，包括：①血管内近端载瘤动脉闭塞；②直接显微外科夹闭，近端载瘤动脉闭塞，夹闭或不带血管重建术；③血管内近端载瘤动脉闭塞和大脑后动脉远端显微外科血管重建术的综合治疗。然而，在显微外科手术和血管内闭塞治疗中，大脑后动脉血流的急性阻断可能导致枕叶缺血（12.5%）和丘脑缺血（25%），甚至造成严重的神经功能障碍。对于需要搭桥以保留流向大脑后动脉 P2 段远端血流的，获得足够的显微手术暴露仍是一项挑战。在这种情况下，血管内闭塞和显微外科手术结合可以实现动脉瘤闭塞和大脑后动脉血运重建，同时将发生缺血并发症的风险降至最低。

综上所述，我们提出了将多发动脉瘤各个击破的原则，采用了经颞下入路进行大脑后动脉 P2 段动脉瘤夹闭和大脑后动脉血运重建，并根据重建血流的状态备选血管内闭塞的方案。

病例点评

大脑后动脉动脉瘤在颅内动脉瘤中少见，占全部颅内动脉瘤的 0.7% ～ 2.3%，大脑后动脉动脉瘤特殊的病理学特征和临床表现使其与颅内其他部位的动脉瘤有明显的区别。其多位于大脑后动脉近端（P1 段、P1-P2 段），其中梭形、假性、夹层动脉瘤较其他部位更多见，外伤性及血流相关性动脉瘤多于其他部位。大脑后动脉动脉瘤多见于青年人，可能是由大脑后动脉走向基本与小脑幕一致，天幕缘切割血管壁诱发。

大脑后动脉从基底动脉末端发出，皮层支供应枕叶、颞叶底部，深穿支供应脑干、丘脑、海马、膝状体，共分 4 段（表 2-1）。

表 2-1 大脑后动脉分段

大脑后动脉分段	走行	重要分支
交通前段（P1）	大脑后动脉起点—后交通动脉	丘脑穿动脉和供应脑干的长、短旋动脉，偶尔也有脉络膜后动脉
环池段（P2）	后交通动脉—中脑后缘	丘脑膝状体动脉，大脑脚穿动脉，脉络膜后内动脉，脉络膜后外动脉
四叠体段（P3）	中脑后缘—四叠体池内	—
距裂段（P4）	距状沟内的终末支	距状裂支和顶枕支

大脑后动脉不仅供应颞叶、枕叶、距状裂的皮质，也供应脑干和丘脑区域。病变时多表现为视觉障碍，可有双侧同向性偏盲、皮质性失明、视物模糊或不同程度视力下降。优势半球枕叶受累可出现命名性失语、失读。

因大脑后动脉动脉瘤的位置深，周边结构重要复杂，开颅手术治疗难度及风险均较大。位于大脑后动脉起始部（P1 段或 P1-P2 段交界处）的动脉瘤，可以经翼点入路和颞下入路。翼点入路可以早期控制和分离基底动脉、后交通动脉和 P1 段起始部，能清楚看到对侧大脑后动脉并可以暂时夹闭；而颞下入路的优点是可以暴露从大脑后动脉后段发出的丘脑后穿支、丘脑膝状体动脉、大脑脚穿支等重要血管，因为这些血管在术中必须保留。当然，颞下入路也存在一些局限性：术前确定球囊血管成形术起源和近端 P2 段是颞下入路手术的关键要素，如果动脉瘤位于后床突上方（> 3 mm），则 P2 段和近侧 P3 段显露有限；Labbé 静脉沿颞叶表面的位置限制该入路的后方显露；颞叶牵拉可能导致挫伤和新的神经功能障碍（优势侧颞叶牵拉导致的失语等）。

对于累及重要穿支的大脑后动脉动脉瘤，治疗应用较多的血管搭桥的具体方法是将颅外段或动脉瘤近心段的血流通过移植血管跨越动脉瘤，有效地达到动脉瘤远端的供血动脉，而替代动脉瘤的供血。然后夹闭近心端的 P2 段血管，使血流倒灌至大脑后动脉 P2 段，减少动脉瘤壁承受的正向血流冲击，达到动脉瘤体回缩、夹层修复的目的。

吻合术前应根据血管情况（大口径、无动脉硬化表现）和操作部位（视野宽、表面平坦、路径短）的特点选择受体动脉。低流量血管搭桥血流量 < 50 mL/min，常用颞浅动脉或枕动脉作为供体血管，在没有侧支循环时，一般不能满足较大的脑动脉血供；中高流量血管搭桥血流量 > 50 mL/min，常用大隐静脉和桡动脉作为移植血管。桡动脉取材容易，与颞浅动脉主干吻合后，血流量可达到 40 ～ 100 mL/min，一般能满足大部分区域的血流供应，同时充分流经动脉瘤的逆向血流对修复腔内夹层具有一定作用。

常温下临时阻断大脑后动脉的安全时间尚不可知。经验表明，对于任何动脉来说，短时间的临时阻断（5 分钟内）是安全的，高度可变的侧支循环将是影响安全阻断时间的主要因素。在亚低温和甘露醇保护下（1 ～ 2 g/kg），长达 10 分钟的临时阻断仍是安全的；而 15 分钟以上的阻断常常会伴随支配区域的缺血事件。

大脑后动脉动脉瘤治疗后仍然有复发风险，因此定期造影复查非常重要。建议在术后 3 个月进行 MRA 复查，术后 6 个月首次造影复查，之后每年定期 MRA 复查。

笔记

【参考文献】

1. KAWASHIMA A，ANDRADE-BARAZARTE H，JAHROMI B R，et al.Superficial temporal artery：distal posterior cerebral artery bypass through the subtemporal approach：technical note and pilot surgical cases.Oper Neurosurg（Hagerstown），2017，13（3）：309-316.

2. KAWASHIMA A，KAWAMATA T，YAMAGUCHI K，et al.Successful superficial temporal artery-anterior cerebral artery direct bypass using a long graft for moyamoya disease：technical note.Neurosurgery，2010，67（3 Suppl Operative）：ons145-149.

3. PONCE F A，ALBUQUERQUE F C，MCDOUGALL C G，et al.Combined endovascular and microsurgical management of giant and complex unruptured aneurysms.Neurosurg Focus，2004，17（5）：E11.

4. HERNESNIEMI J，ISHII K，NIEMELÄ M，et al.Subtemporal approach to basilar bifurcation aneurysms：advanced technique and clinical experience.Acta Neurochir Suppl，2005，94：31-38.

5. HALLACQ P，PIOTIN M，MORET J.Endovascular occlusion of the posterior cerebral artery for the treatment of p2 segment aneurysms：retrospective review of a 10-year series.Am J Neuroradiol，2002，23（7）：1128-1136.

6. GOEHRE F，JAHROMI B R，HERNESNIEMI J，et al.Characteristics of posterior cerebral artery aneurysms：an angiographic analysis of 93 aneurysms in 81 patients. Neurosurgery，2014，75（2）：134-144.

7. CHANG S W，ABLA A A，KAKARLA U K，et al.Treatment of distal posterior cerebral artery aneurysms：a critical appraisal of the occipital artery-to-posterior cerebral artery bypass.Neurosurgery，2010，67（1）：16-26.

（全凯　朱巍）

病例 3
破裂颈内动脉后交通段动脉瘤弹簧圈栓塞一例

病历摘要

【基本信息】

患者女性，52 岁。

主诉：突发头痛 3 日，加重 1 日。

现病史：患者于 3 天前工作期间无明显诱因突发头痛，以前额及右颞部胀痛为主，疼痛程度中等，稍休息后好转，当时无昏迷，无恶心、呕吐，无四肢抽搐，无肢体活动障碍，无大小便失禁。自服复方对乙酰氨基酚后头痛缓解，隔日患者头痛加重，急诊行头颅 CT 示右侧裂池高密度影，考虑蛛网膜下腔出血（subarachnoid hemorrhage，SAH）。完善头颅 CTA 检查示右侧颈内动脉后交通段动脉瘤。遂拟行手术治疗，术前患者出现剧烈头痛，伴意识障碍，双侧瞳孔等大，对光反射迟钝，GCS 评分 6 分（E1+V1+M4）。复查 CT 提示出血较前增加，并破入右侧脑室（图 3-1）。

既往史：否认高血压、糖尿病、高脂血症病史。

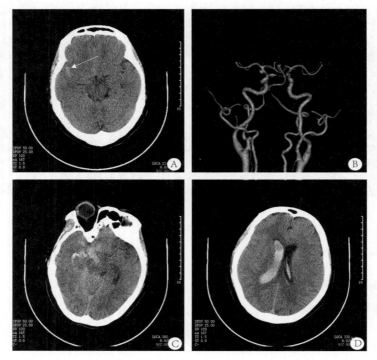

A：入院 CT 提示右侧裂池蛛网膜下腔出血（白色箭头）；B：术前 CTA 提示右侧颈内动脉后交通段瘤样扩张；C、D：术前复查 CT 提示出血较前增多，并破入脑室。

图 3-1　复查 CT 提示出血较前增加，并破入右侧脑室

【体格检查】

入院查体：体温 37.7 ℃，脉搏 73 次 / 分，呼吸 18 次 / 分，血压 134/94 mmHg。神志清楚，精神可，双侧瞳孔等大、等圆，对光反射灵敏，口角无歪斜，伸舌居中，颈强直（+）。胸廓无畸形，双肺呼吸音对称，未闻及啰音。心律齐，未闻及病理性杂音。腹平软，肝、脾肋下未及。四肢肌力 5 级，双侧肌张力无增减，双侧 Babinski 征未引出，感觉对称。GCS 评分 15 分（E4+V5+M6）。

Hunt-Hess 分级 2 级。

术前查体：体温 37.9 ℃，脉搏 100 次 / 分，呼吸 22 次 / 分，血压 154/96 mmHg。浅昏迷，双侧瞳孔等大、等圆，对光反射迟钝。口角无歪斜，颈强直（＋）。胸廓无畸形，双肺呼吸音对称，未闻及啰音。心律齐，未闻及病理性杂音。腹平软，肝、脾肋下未及。四肢肌力不配合，疼痛刺激可定位，双侧肌张力无增减，双侧 Babinski 征未引出。GCS 评分 7 分（E1+V1+M5）。Hunt-Hess 分级 4 级。

【辅助检查】

入院后完善术前相关检查，除外手术禁忌后，行全脑血管造影，结果：右侧颈内动脉后交通段动脉瘤，瘤体 5.6 mm × 4.6 mm，瘤颈 4.0 mm，伴有子瘤；余脑动脉各级分支形态及走行未见明显异常，脑实质显像未见异常，静脉回流及走向未见异常（图 3-2）。

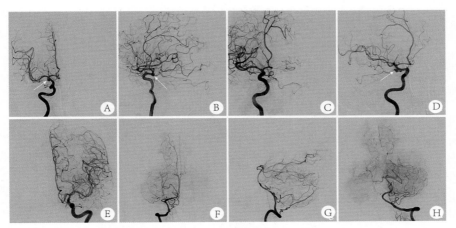

图 3-2　脑血管造影提示右侧颈内动脉后交通段动脉瘤（A、B、C、D，白色箭头），其余血管造影无殊（E、F、G、H）

【诊断】

蛛网膜下腔出血，右侧颈内动脉后交通段动脉瘤。

【治疗经过】

本例为破裂动脉瘤，病灶位于右侧颈内动脉后交通段，邻近后交通动脉开口，形态不规则，伴有子瘤，手术指征明确。本例病灶属于相对宽颈动脉瘤，且处于破裂出血急性期，蛛网膜下腔出血严重且破入脑室，后续可能需要进一步行脑室外引流等措施。故优先考虑采用双微导管技术弹簧圈单纯栓塞的治疗方式。

在泥鳅导丝引导下将 6F 导引导管置于右侧颈内动脉近岩骨段，选择适宜的工作角度，将 2 根弹簧圈栓塞微导管用水蒸气塑成"C"型后，在 0.3556 mm 导丝引导下将其中 1 根微导管头端置于动脉瘤腔内 1/2 处，另 1 根微导管头端置于瘤内近瘤颈处。先经 1 根微导管送入 5 mm×15 cm 成篮弹簧圈 1 枚，成篮困难，弹簧圈易突入载瘤动脉，遂在送入弹簧圈总长约 1/3 后，由另一微导管缓慢填入 4 mm×8 cm 成篮弹簧圈，并随时调整 2 根微导管张力，允许 1 根微导管进出载瘤动脉瘤颈处，采用"吐丝技术"，使 2 枚弹簧圈交织成篮（成篮过程需要有足够的耐心，弹簧圈的成篮需要对瘤颈进行一定程度的阻挡，避免后续弹簧圈突入载瘤动脉）。复查造影见动脉瘤体显影少，载瘤动脉通畅，先解脱其中 1 枚弹簧圈，再解脱另 1 枚弹簧圈，在弹簧圈稳定后，再从 2 个微导管依次填入 8 枚不同规格弹簧圈，最后用 1 枚 2 mm×3 cm 的超软圈收尾。复查造影显示动脉瘤瘤体及子瘤未见显影，右侧颈内动脉及大脑前动脉（anterior cerebral artery，ACA）、大脑中动脉（middle cerebral artery，MCA）显影良好，栓塞满意。撤除双微导管后发现弹簧圈的二级丝部分突入载瘤动脉，再次复查造影见瘤颈处少许血栓形成。予以全身肝素化，将微导管送至瘤颈血栓处，间断注射替罗非班 3 mL，并配合导丝局部按摩，复查造影见瘤颈处血栓减少，前向血流正常；右侧颈内动脉及后交通动脉、大脑前动脉、大脑中动脉及分支显影良好。中和肝素后送手术室行脑室外引流及 Ommaya 囊置入术。手术顺利，患者次日苏醒，后无新发神经功能缺失，予以脱水、适当扩容、预防血管痉挛、控制血压等对症支持治疗，术后 1 周拔除脑室外引流管，改经 Ommaya 囊外引流，逐渐过渡到撤除外引流系统，术后 3 周康复出院，无脑积水，GCS 评分 15 分，无明显神经功能障碍（图 3-3）。

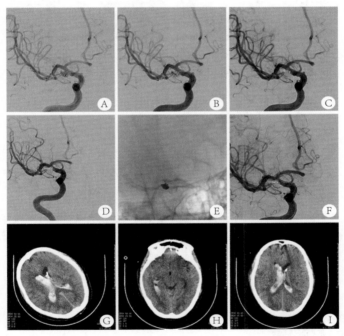

A：选取适宜的工作角度，将双微导管头端分别置于动脉瘤内适当位置；B：双微导管交替推送弹簧圈，相互交织稳定成篮；C：随后持续填塞弹簧圈直至致密栓塞，同时注意微导管张力和头端位置；D：最后 1 枚弹簧圈解脱后，发现尾祥二级丝部分脱出于载瘤动脉，瘤颈处局部血栓形成；E：立即予以全身肝素化，将动脉内微导管接触血栓并缓慢注射替罗非班 3 mL，导丝配合微导管局部按摩；F：复查造影提示血栓较前明显好转，术后即刻动脉瘤致密栓塞，Raymond-Roy Ⅰ级，载瘤动脉通畅；G：随后行脑室外引流 +Ommaya 囊置入术；H、I：术后 2 天复查 CT 见脑室内积血及侧裂区血肿减少。

图 3-3　双微导管技术弹簧圈单纯栓塞治疗

随访：患者术后3个月复查头颅MRI平扫，未见术区缺血灶，无脑积水，MRA未见动脉瘤复发征象，右侧颈内动脉及后交通动脉显影良好。术后6个月复查全脑血管造影，动脉瘤不显影，载瘤动脉通畅，后交通动脉通畅（图3-4）。

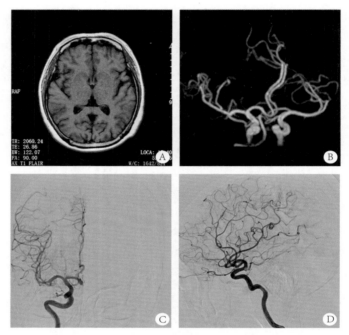

A：术后3个月复查头颅MRI平扫未见术区缺血灶或脑积水；B：MRA未见动脉瘤复发征象；C、D：术后6个月复查全脑血管造影，动脉瘤不显影，载瘤动脉及后交通动脉通畅。

图 3-4　术后随访

📋 病例分析

ISAT研究已经证实，相比开颅夹闭，介入治疗对于破裂颅内动脉瘤患者更安全，长期随访结果也进一步证实介入治疗具有更高的良好预后率。本例中，针对这一部位的破裂动脉瘤，开颅夹闭和血管内介入治疗均可作尝试，但对于出血急性期，特别是短期内再次出血的病例，开颅夹闭术中颅内压（intracranial pressure，ICP）控制具有一定难度，分离暴露病灶时可能导致动脉瘤再次破裂，且手术创伤相对较大；而采用血管内介入治疗，通常选择单纯弹簧圈栓塞的治疗方式，能够避免术后使用抗血小板聚集类药物导致的出血风险增加。术中可采用球囊辅助技术、双微导管技术等方式提高弹簧圈栓塞密度。若采用单纯弹簧圈栓塞的治疗方式，应注意以下技术细节。

1）通路建立：考虑到病灶位于右侧颈内动脉后交通段，动脉瘤指向后外侧，与载瘤动脉成角相对适中，故将导引导管置于颈内动脉岩骨段即可，弹簧圈微导管采用单弯（"C"型），塑形便捷易行。为预防栓塞时弹簧圈意外脱出，可在载瘤动脉内预先留置球囊或支架导管，作为必要时的补救措施。

2）技术选择：对于本例相对宽颈动脉瘤，采用单纯弹簧圈填塞时，弹簧圈成篮具有一定难度，且弹簧圈在瘤腔内的分布状态决定了治疗效果，故栓塞技术的选择尤为重要。一般可采用球囊辅助技术，将动脉瘤瘤颈局部塑形后再进行栓塞，但采用这一技术需要全身肝素化，并临时阻断颈内动脉血流，故可能会增加血栓形成风险。值得注意的是，双微导管技术在此类病例中同样适用，且不用阻断血流。采用这一技术时，通常在动脉瘤腔内适宜的位置预置2根微导管，一深一浅并交替填圈，使弹簧圈相互交织成篮，有时我们"意向性"控制微导管头端进出瘤颈（对微导管塑形具有较高的要求），使其挤压弹簧圈成篮，以期形成稳定的外框，减小后续弹簧圈脱入到载瘤动脉中的风险。对裸栓动脉瘤，还应关注术后复发的问题，本例对瘤颈的致密栓塞即基于此考虑，但突出于载瘤动脉的弹簧圈和金属丝可能引起局部血栓形成，影响脑血流。

3）术中血栓形成：在出血急性期，由于凝血功能紊乱，机体可能处于高凝状态，因此介入治疗的过程中可能出现局部血栓形成的情况。本例在最后 1 枚弹簧圈填塞后，瘤颈的弹簧圈致密且其尾祥二级丝脱入载瘤动脉内，随即出现局部血栓形成。在遇到这一情况时，需充分权衡出血和缺血的相关风险。由于本例动脉瘤已实现相对致密填塞，且考虑到介入栓塞术后需行脑室外引流，故采用微导管动脉内局部注射替罗非班、适当以导丝配合微导管局部挤压按摩，加速刚形成的白色血栓的溶解，从而以最小代价解决血栓形成的问题，并避免了持续肝素化或使用抗血小板聚集类药物影响后续脑室外引流等进一步操作。

4）补救方案：由于单纯弹簧圈栓塞的固有局限性，弹簧圈脱出、动脉瘤复发等情况仍有可能发生。应做好相应的补救预案，如采用球囊或支架辅助栓塞。支架辅助栓塞动脉瘤有前释放、后释放及半释放等技术，术中需要肝素化，术后较长时间内需要行抗血小板治疗，可能会增加破裂动脉瘤术后致命性出血风险，建议限于绝对宽颈、夹层、假性、梭形等复杂动脉瘤使用，根据具体病例特点进行权衡。

病例点评

弹簧圈栓塞仍然是动脉瘤介入治疗中至关重要的技术，虽然各种新型球囊、支架、血流导向装置等材料层出不穷，单纯弹簧圈栓塞技术仍然是神经介入的基本功之一。这一技术尤为适用于急性期破裂动脉瘤的重症病例中，其优势在于步骤相对简单，可避免术后抗血小板聚集类药物的使用等，也为下一阶段可能进行的开放手术留出空间。对于动脉瘤二次破裂的重症蛛网膜下腔出血病例，术前更需要对病灶及出血程度进行全面评估，并制订整套的抢救预案。避免再出血、预防病灶复发，是弹簧圈单纯栓塞技术的难点。当然，我们也应当充分认识到这一技术的局限性，在紧急情况下采用其他适当的材料和技术予以补充，确保安全。

【参考文献】

1. MOLYNEUX A，KERR R，STRATTON I，et al.International Subarachnoid Aneurysm Trial（ISAT）of neurosurgical clipping versus endovascular coiling in 2143 patients with ruptured intracranial aneurysms：a randomised trial.Lancet，2002，360（9342）：1267-1274.

2. MOLYNEUX A J，BIRKS J，CLARKE A，et al.The durability of endovascular coiling versus neurosurgical clipping of ruptured cerebral aneurysms：18 year follow-up of the UK cohort of the International Subarachnoid Aneurysm Trial（ISAT）.Lancet，2015，385（9969）：691-697.

（徐立权　冷冰）

病例 4
支架辅助栓塞椎动脉夹层动脉瘤一例

病历摘要

【基本信息】

患者男性，53 岁。

主诉：头晕 2 月余。

现病史：患者 2 个月前无明显诱因突发头晕不适，无眩晕和耳鸣，无意识障碍、肢体乏力麻木、言语不清、吞咽困难等症状。当地医院 CT 和 MRI 示"右侧椎动脉（vertebral artery，VA）夹层或梭形动脉瘤可能"。

既往史：高血压史 7 年，不规律服药，控制不佳；否认糖尿病、心脏病病史。抽烟 20 余年，每日 30 支左右。

【体格检查】

生命体征平稳，神志清楚，mRS 评分 1 分，未见明显神经

笔记

功能异常。

【辅助检查】

入我院后行全脑DSA：右椎动脉夹层动脉瘤（vertebral artery dissecting aneurysm，VADA），位于小脑后下动脉（posterior inferior cerebellar artery，PICA）起始的近端；余脑血管未见明显异常（图4-1）。

【治疗经过】

根据VADA特点、ELAPSS评分（20分），患者年龄及患者要求，决定行血管内介入治疗的支架辅助弹簧圈栓塞治疗。术前双抗（阿司匹林100 mg qd+氯吡格雷75 mg qd）准备3天后，查血栓弹力图，血小板抑制率达标。术中使用编织型Leo支架辅助弹簧圈栓塞来治疗该VADA，EVT过程顺利。术后无新发神经功能障碍，出院时mRS评分1分。术后继续双抗，3个月后改为阿司匹林单抗至终身。术后1年随访行DSA，VADA未见明显残留或复发（图4-2），VA和PICA通畅，mRS评分0分。

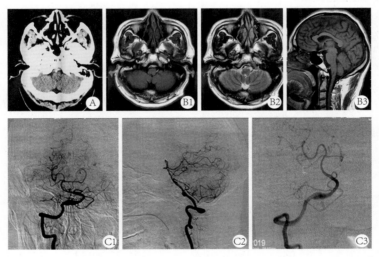

A、B：CT、MRI提示VADA可能；C：DSA确认R-VADA及其夹层特征——双腔征（C3，红箭头）。

图4-1 入院后检查

27

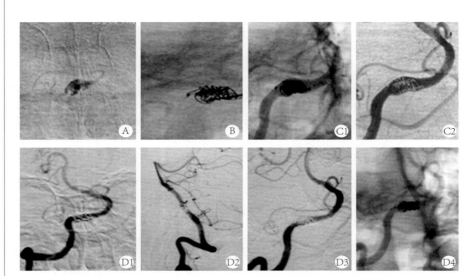

A：微导管至瘤腔内，手推造影予确认；B：先填塞几枚弹簧圈，后释放 1 枚 Leo 支架（3.5 mm×25 mm），使弹簧圈更均匀覆盖瘤腔，之后继续填塞弹簧圈；C：术后即刻行 DSA，瘤体大部分栓塞，VA 和 PICA 通畅，mRS 评分 1 分；D：术后 1 年随访行 DSA，夹层基本不显影，VA 和 PICA 通畅，mRS 评分 0 分。

图 4-2　VADA 的 EVT 过程

病例分析

（1）诊断和治疗策略：此患者无 VADA 直接相关症状（出血、缺血和压迫），CT、MRI 提示 VADA 可能，最终由 DSA 确诊。根据 ELAPSS 评分（图 4-3），此 VADA 的评分为 20 分，动脉瘤增大的概率 3 年为 26%，5 年为 40%。结合患者年龄及意愿，予干预治疗，再根据此 VADA 的具体情况，决定采用 EVT 的 SAC 技术。

（2）SAC 技术：是 EVT 治疗脑动脉瘤最常用技术，一般先释放支架覆盖瘤颈，再填塞弹簧圈；本例为 VADA，无瘤颈，故采用支架后释放技术，目的是使弹簧圈更均匀覆盖瘤腔，促进

VADA 的闭塞。但需注意，释放支架之前，填塞的弹簧圈不宜过多，否则支架难以打开或会贴壁不良，导致出现支架内狭窄、血栓、闭塞等并发症。

（3）编织型支架特点和 Leo 支架使用技巧：

1）编织型支架：以 Lvis 和 Leo（Leo baby）支架为代表，其支架金属覆盖率分别为 23% 和 14% ～ 18%，虽然低于血流导向装置的 30% ～ 35%，但高于激光雕刻型支架的 5% ～ 10%，还可通过"推密"的"灯笼技术"来增加金属覆盖率，故有"半 FD"之称，具有部分血流导向作用。

2）Leo 支架使用技巧：

①有 2 或 3 条纵向不透射线的铂金丝，支架的形态清晰可见。在释放 80% 时，仍可收回并重新释放。

②尺寸的选择：支架直径应等于或略大于载瘤动脉的近端直径；Leo 支架短缩率较高，特别是在应用"灯笼技术"时；在治疗梭形、夹层动脉瘤时，需选择更长的支架。

③Leo baby：可通过目前绝大多数的微导管来释放，有更好的顺应性和推送性，以及贴壁性和支撑性，故非常适合远端小血管动脉瘤的治疗。

④其他：支架应覆盖瘤颈两端至少 3 mm；尽量避免覆盖重要穿支；如有支架打开不充分或贴壁不佳，可用微导丝"J"型按摩支架，必要时使用球囊扩张来促使支架充分打开。

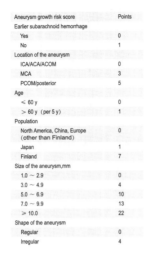

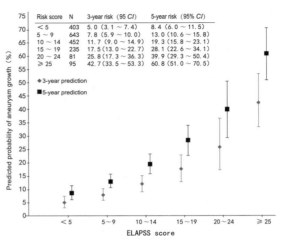

图 4-3　ELAPSS 评分表

病例点评

VADA 的年发生率约为 1.5/10 万，约占颅内动脉瘤的 3%，其导致的缺血性卒中仅占全部缺血性卒中的 2% 左右，但却占中青年缺血性卒中的 10% ～ 25%。VADA 可见于各年龄段，但以青年和中年常见，男性略多于女性。其临床表现多样，如后循环缺血、脑神经麻痹、头痛和出血等，有些患者则无症状。

诊断主要依靠影像学，可用 CT/CTA、MRI/MRA 进行筛查，DSA 是诊断的金标准，其特征性表现为 VADA 周围椎动脉呈"串珠样"狭窄，以及有双腔征等。高分辨率 MRI 成像可见壁内血栓、出血及瘤壁增强，有时可见特征性的夹层内膜瓣。

是否干预治疗，干预治疗的方法及其安全性、有效性等诸多方面尚存争议。

（1）保守治疗：对于无相关症状，且形态规则、体积较小的未破裂 VADA，可保守治疗。每 6 个月影像学复查 1 次（有新发症状随时复查），且不推荐应用抗血小板药物；有缺血相关症状的，可口服抗血小板药物。

（2）干预治疗：对破裂出血、有神经系统（特别是脑干）压迫症状、反复缺血发作，或随访过程中出现瘤体体积增大或形态学变化者，建议行干预治疗。

1）EVT：EVT 是绝大多数 VADA 的首选干预方法，其目的是减少或阻断 VADA 内的血流，修复破损的内膜，从而避免或减少再出血，阻止或延缓 VADA 的进展，减少缺血性事件的发生，以及减轻对周围神经结构的压迫。单纯弹簧圈栓塞难以确切闭塞VADA，且仍有破裂出血的风险（约 33%），故不推荐。常用以下2 种方式。

①闭塞性治疗：是最有效的治疗方式，即闭塞 VADA，同时闭塞载瘤动脉近、远端，以阻断血流进入夹层。适应证：出血病变；占位效应明显；病变在 VA 非优势侧；无法判断优势侧，需要行球囊闭塞试验来评估；病变没有累及重要分支（如 PICA，脊髓前动脉）。目前已较少运用，多用于急性出血的 VADA。

②重建性治疗：随着材料种类的丰富和技术的进展，其已成为 VADA 的主流治疗方式，即借助支架保持载瘤动脉通畅，同时利用支架的血流导向作用和（或）栓塞材料来促进夹层的闭合。其中支架的作用尤为明显，常见的支架有激光雕刻型支架（Enterprise、Solitaire、Neuroform）、编织型支架（Lvis 和 Leo）和血流导向装置，可单支架、双支架、多支架桥接或套叠。目前常用编织型支架。近年来，FD（如 Pipeline、Tubridge 等）治疗

31

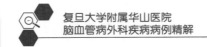
VADA 取得了良好的疗效，但其适应证仍未被确定，以及其相关的穿支事件也仍需被关注。主要有二种术式：a. 支架＋弹簧圈：是重建性治疗的重要术式，长期疗效确切，适合瘤体比较大的 VADA；b. 单纯支架置入术：适合瘤体比较小且无出血的 VADA。

2）开放手术：巨大占位型 VADA，多数有较严重的压迫脑干和后组脑神经症状，治疗困难。部分患者在接受 EVT 后，占位效应并无改善，甚至有所加重。动脉瘤切除或孤立＋血栓取出＋伴或不伴动脉搭桥，是治疗此类 VADA 的有效方法，但常伴高的手术风险。

【参考文献】

1. ARNOLD M，BOUSSER M G，FAHRNI G，et al.Vertebral artery dissection：presenting findings and predictors of outcome.Stroke，2006，37（10）：2499-2503.

2. KIM B M，KIM S H，KIM D I，et al.Outcomes and prognostic factors of intracranial unruptured vertebrobasilar artery dissection.Neurology，2011，76（20）：1735-1741.

3. LEE J M，KIM T S，JOO S P，et al.Endovascular treatment of ruptured dissecting vertebral artery aneurysms--long-term follow-up results，benefits of early embolization，and predictors of outcome.Acta Neurochir（Wien），2010，152（9）：1455-1465.

4. SÖNMEZ Ö，BRINJIKJI W，MURAD M H，et al.Deconstructive and reconstructive techniques in treatment of vertebrobasilar dissecting aneurysms：a systematic review and meta-analysis.AJNR Am J Neuroradiol，2015，36（7）：1293-1298.

5. LIM Y C，SHIN Y S，CHUNG J.Flow diversion via LVIS blue stent within enterprise stent in patients with vertebral artery dissecting aneurysm.World Neurosurg，2018，117：203-207.

6. LI L，GAO B L，WU Q W，et al.Pipeline flex embolization device for the treatment of large unruptured posterior circulation aneurysms：single-center experience.Journal of Clinical Neuroscience，2022，96：127-132.

7. HORIO Y，OGATA T，ABE H，et al.Factors predictive of enlargement of dissecting aneurysms in the vertebral artery.World Neurosurg，2021，151：e935-e942.

8. 中华医学会神经外科学分会神经介入学组，中国医师协会神经外科医师分会神经介入专家委员会 . 颅内夹层动脉瘤的血管内治疗中国专家共识 . 中华神经外科杂志，2018，34（8）：757-763.

9. 中国医师协会神经介入专业委员会出血性脑血管病神经介入专业委员会(学组)，中国医师协会神经外科医师分会神经介入专业委员会，中国医师协会介入医师分会神经介入专业委员会 . 血流导向装置治疗颅内动脉瘤的中国专家共识 . 中华神经外科杂志，2020，36（5）：433-445.

（秦宣锋　陈功）

病例 5
血流导向装置治疗颈内动脉眼段动脉瘤手术一例

病历摘要

【基本信息】

患者女性，49 岁。

主诉：体检发现颈内动脉瘤半年余。

现病史：半年前，患者突发头晕不适，就诊于当地医院，诊断为"眩晕症"，经对症治疗后好转。诊疗过程中，头颅 MRA 检查示"左侧颈内动脉动脉瘤"，直径约 7 mm。现为进一步治疗，拟"左侧颈内动脉瘤"收治入院。

既往史：患者无吸烟、饮酒史，无高血压、糖尿病病史，无家族脑血管病病史，无家族遗传病病史。

【体格检查】

神志清楚，言语流畅，GCS 评分 15 分，右利手，双侧瞳孔等大、等圆，对光反射灵敏，眼球各向运动佳，视野正常，余脑神经未见明显异常。四肢肌力 5 级，病理反射（-），腱反射（++）。身体深浅感觉、皮层觉对称，共济神经佳，步态稳，Romberg 征（-）。

【辅助检查】

脑血管造影（图 5-1）：Ⅱ型主动脉弓，左颈内动脉眼段动脉瘤，形态不规则，瘤体 7.14 mm×5.95 mm，瘤颈 3.87 mm，载瘤动脉 4 mm，眼动脉起始端瘤样凸起，动脉瘤累及眼动脉起始部。

头颅 MRI 平扫及 DWI 序列：未见明显异常。

血管壁高分辨率 MRI 黑血序列平扫及增强（图 5-2）：左侧颈内动脉眼段可见囊袋样突起，突向后内侧，呈窄基底，基底部宽约 3 mm；瘤内呈均匀低信号，增强后瘤壁强化。双侧大脑中动脉走行、形态如常，管腔显示清晰，未见明显狭窄或闭塞，管壁未见增厚，增强后未见异常强化。

术前常规检查无明显异常，无全身麻醉手术禁忌。

【初步诊断】

左侧颈内动脉眼段动脉瘤。

【治疗经过】

诊疗计划：在患者全身麻醉下对其行颅内血流导向装置置入术。

术前准备：术前行双抗准备，口服阿司匹林 100 mg（每日 1 次），氯吡格雷 75 mg（每日 1 次）。术前 1 天血栓弹力图：阿司匹林抑制率 95%，氯吡格雷抑制率 90%。

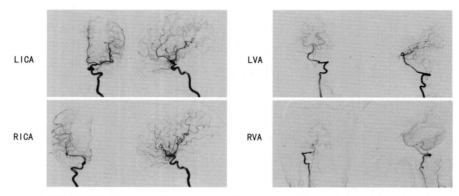

左侧颈内动脉动脉瘤正侧位（左上），右侧颈内动脉动脉瘤正侧位（左下），左侧椎动脉动脉瘤正侧位（右上），右侧椎动脉动脉瘤正侧位（右下）。

图 5-1　脑血管造影

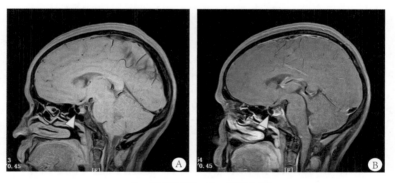

A：平扫 MRI；B：增强 MRI。

图 5-2　血管壁高分辨率 MRI 成像提示动脉瘤壁在增强后有强化

术中情况：使用 Seldinger 技术穿刺右侧股动脉，置入 15 cm 6F 股动脉鞘。将 6F 颅内支撑导引导管超选至左颈内动脉，全身肝素化，行 3D 造影，选择工作角度，将 Phenom 导管超选跨越动脉瘤至远端 LMCA-M1 动脉内，释放 1 枚 4.25-25-PED 支架覆盖动脉瘤颈及远、近端各约 10 mm 载瘤动脉，复查造影示动脉瘤部分不再显影、显影部分造影剂滞留明显、载瘤动脉通畅（图 5-3）。

Xper-CT 证实无颅内出血，支架打开充分、贴壁满意，弹丸式注射替罗非班 4 mL，预防支架内血栓形成。撤出微导管及导引导管顺利，穿刺点以 Pro Glide 缝合器缝合止血妥当，术毕。手术顺利，术中各生命体征平稳，在患者 PACU 麻醉复苏后行头颅 CT 检查，示术后正常改变，安返 NICU 行常规治疗。注意观察病情变化。

术后情况：术后患者平卧 24 小时后下地行走，术后 3 日，穿刺点无肿胀及出血，全身未见瘀点、瘀斑等出血倾向，患者无明显不适，遂出院。术后服用阿司匹林 100 mg（每日 1 次），氯吡格雷 75 mg（每日 1 次），连续服用 3 个月，改为阿司匹林 100 mg（每日 1 次），长期服用。

随访复查：术后 6 个月，患者返院随访，行全脑血管 DSA，未见动脉瘤显影，载瘤动脉通畅，未见明显狭窄（图 5-4）。

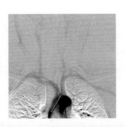
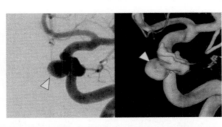
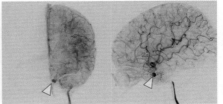

主动脉弓造影提示为 II 型弓（左上）；动脉瘤术中造影及 3D 重建（右上，箭头为动脉瘤位置）；血流导向装置放置完毕（左下）；左侧颈内动脉造影见动脉瘤内造影剂滞留（箭头为动脉瘤位置）。

图 5-3　血流导向装置手术中及手术造影

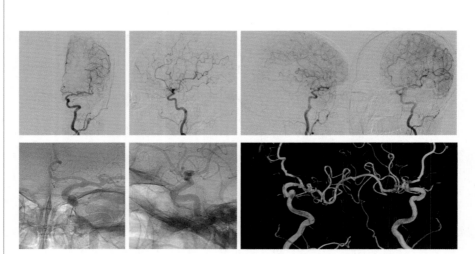

左侧颈内动脉造影。第一排：从左到右为正位、侧位及双斜位；第二排：从左到右为未剪影正位、侧位、3D重建。

图5-4 术后6个月脑血管造影随访影像

病例分析

患者系中年女性，体检发现左侧颈内动脉眼段动脉瘤，单发，无家族史，DSA明确了动脉瘤位置在颅内，形态不规则，大小为7.14 mm×5.95 mm，瘤颈3.87 mm，载瘤动脉4 mm，伴子瘤形成，血管壁高分辨率MRI黑血序列提示动脉瘤壁有强化。动脉瘤的影像学评估提示动脉瘤不稳定，有破裂可能，手术指征明确。针对病情，诊疗方案有3种。

（1）介入治疗：手术指征明确，介入治疗是治疗颈内动脉动脉瘤的首选方案。方法有二：①支架辅助弹簧圈封闭：可立即封闭动脉瘤，短时间效果较好，支架的金属覆盖率较血流导向装置低；双抗方案负担比较低，如出现出血倾向可以调整抗血小板药物；缺点是若动脉瘤累及眼动脉，栓塞后有眼动脉闭塞可能性，同时远期复发率可能较高。②血流导向装置置入术：血流导向装置通过高金属覆盖率和高网孔率设计，对局部血流进行重塑，将载瘤动脉向动脉瘤内的冲击血流导向远端正常血管内，从而减少局部血流对动脉瘤的冲击，使动脉瘤内的血流动力学情况得以改善，最终在动脉瘤内形成血栓，进而实现动脉瘤的闭塞；同时，载瘤动脉上发出的眼动脉闭塞率较低；然而，就短期效果而言，短时间动脉瘤内血流无法彻底阻断。

（2）开颅动脉瘤夹闭：动脉瘤位于颈内动脉眼段，于左侧翼点入路行开颅手术，通过左侧功能区，根据动脉瘤位置，需磨除前床突以暴露动脉瘤。缺点是创伤大，手术时间长，对术者手术技巧要求高，并发症多；优点在于复发率低，医疗费用较低。

（3）保守治疗：避免了密切随访，但随时有瘤体破裂可能，瘤体破裂致死率与致残率均较高，其治疗需要支架辅助，支架辅助抗血小板聚集类药物的使用与治疗蛛网膜下腔出血可能会有矛盾。

患者49岁，预期寿命长，术前7日服用双联抗血小板药物，阿司匹林和氯吡格雷抑制率均达标，无明显出血倾向，患者治疗意愿强烈，优选血流导向装置置入术。

手术通过股动脉入路，患者Ⅱ型主动脉弓，血管迂曲不严重，使用15 cm 6F短鞘结合6F 105 cm ENVOY DA导引导管建立入路，常规使用Phenom导管到达M1-M2段，选择直径稍大于载瘤动脉的4.25 mm支架保证贴壁及避免移位，25 mm的长度在保留A1开口的同时可覆盖动脉瘤及瘤化的载瘤动脉。手术过程顺利，术后动脉瘤内出现造影剂滞留，VASO-CT提示密网眼支架贴壁良好，Xper-CT提示无颅内出血。使用封堵器缝合血管，避免压迫器可能导致的静脉压迫和下肢深静脉血栓，但由于全身肝素化及术后桥接使用了替罗非班，仍需密切关注穿刺点渗血情况。

术后 1 个月门诊随访，随访内容为头颅正侧位平片观察支架位置，血栓弹力图观察抗血小板药物效力，以及常规的血常规、肝肾功能电解质检查，监测患者服药期间的基础指标。术后 3 个月门诊随访，随访内容为头颅 MRA、血栓弹力图，以及常规的血常规、肝肾功能电解质检查，如患者出现出血倾向，则调整氯吡格雷药物的使用量或者停药。术后 12 个月安排入院随访 DSA，随访动脉瘤封闭情况及载瘤动脉狭窄情况，根据结果可从双抗方案调整为阿司匹林单抗方案，长期服用。

病例点评

本例为典型的累及眼动脉的左侧颈内动脉眼段动脉瘤。随着血流导向装置的优化，血流导向装置置入术已成为颈内动脉眼段及以下动脉瘤治疗的首选方案，其快速、有效、保留分支、远期预后良好。随着介入材料的组合使用，常规部位及大小的血流导向装置的输送和释放均无明显障碍，需注意围手术期对双联抗血小板药物效力的监测和出院后对患者的服药宣教和随访，以避免抗血小板效力不足引起的脑梗死或过度引起的其他组织器官出血。

【参考文献】

1. ROUCHAUD A，LECLERC O，BENAYOUN Y，et al.Visual outcomes with flow-diverter stents covering the ophthalmic artery for treatment of internal carotid artery aneurysms.AJNR Am J Neuroradiol，2015，36（2）：330-336.

2. XIANG J, DAMIANO R J, LIN N, et al.High-fidelity virtual stenting：modeling of flow diverter deployment for hemodynamic characterization of complex intracranial aneurysms.J Neurosurg，2015，123（4）：832-840.

3. DURST C R, STARKE R M, CLOPTON D, et al.Endovascular treatment of ophthalmic artery aneurysms：ophthalmic artery patency following flow diversion versus coil embolization.J Neurointerv Surg，2016，8（9）：919-922.

4. RANGEL-CASTILLA L, MUNICH S A, JALEEL N, et al.Patency of anterior circulation branch vessels after Pipeline embolization：longer-term results from 82 aneurysm cases.J Neurosurg，2017，126（4）：1064-1069.

5. ADIX M L, KAMINSKY I A, CHOI I S.Ophthalmic artery occlusion after pipeline embolization device placement with reconstitution of flow via an endoleak：a report of two cases.J Neurointerv Surg，2017，9（7）：686-688.

6. GRIESSENAUER C J, PISKE R L, BACCIN C E, et al.Flow diverters for treatment of 160 ophthalmic segment aneurysms：evaluation of safety and efficacy in a multicenter cohort.Neurosurgery，2017，80（5）：726-732.

7. BHOGAL P, GANSLANDT O, BÄZNER H, et al.The fate of side branches covered by flow diverters-results from 140 patients.World Neurosurg，2017，103：789-798.

8. BHOGAL P, HELLSTERN V, BÄZNER H, et al.The use of flow diverting stents to treat para-ophthalmic aneurysms.Front Neurol，2017，8：381.

9. TOUZÉ R, TOUITOU V, SHOTAR E, et al.Long-term visual outcome in patients treated by flow diversion for carotid-ophthalmic aneurysms.J Neurointerv Surg，2018，10（11）：1067-1073.

10. WU X, TIAN Z, LIU J, et al.Hemodynamic impacts of flow diverter devices on the ophthalmic artery.J Transl Med，2019，17（1）：160.

（刘佩玺　冷冰）

病例 6
左侧巨大颈内动脉眼段动脉瘤
复合手术一例

病历摘要

【基本信息】

患者女性，17 岁。

主诉：左眼视力下降 1 年余。

现病史：患者 1 年前无明显诱因左眼视力下降，且呈进行性加重，无明显头痛、恶心及呕吐，无肢体感觉活动障碍。至当地医院就诊，头颅 MRI 提示鞍区占位，血管流空信号，增强后瘤壁环形强化，内部不规则强化信号，考虑巨大血栓性动脉瘤（图 6-1），遂来我院就诊。

既往史：无特殊。

笔记

【体格检查】

神志清楚，对答切题，左眼视力眼前手动，视野全缺损，右眼视力正常，其他脑神经检查无异常，四肢感觉、肌力正常，病理反射（－）。

【辅助检查】

入院后行全脑血管造影，证实为左侧颈内动脉眼段巨大动脉瘤，约 2.6 cm×2.1 cm（图 6-2），压迫左侧颈内动脉（压颈试验）显示前交通动脉血流代偿欠佳，后交通动脉代偿良好。

【诊断】

左侧颈内动脉眼段巨大动脉瘤。

【治疗经过】

经多学科讨论，决定在复合手术室条件下行球囊抽吸辅助左侧颈内动脉眼段动脉瘤夹闭术。对患者行全身麻醉后，取其仰卧位，穿刺右侧股动脉留动脉鞘备用。采用左侧改良翼点入路开颅，打开侧裂，暴露动脉瘤。然后在透视下将 6F Merci 球囊导管置于左侧颈内动脉颈段末端，充盈测试球囊后暂卸去球囊造影剂，小剂量肝素化防止载瘤动脉内血栓形成，进一步显微外科操作利用 CUSA 刀磨除左侧前床突，剪开腱环，将左侧视神经向内侧移位，尽可能暴露瘤颈近端。准备夹闭前，将左侧后交通动脉近端、动脉瘤瘤颈远端的 ICA 用动脉瘤夹临时阻断，然后充盈球囊，并用 50 mL 针筒自导管内腔进行逆向抽吸，此时可见动脉瘤张力明显下降。进一步分离瘤颈与周边粘连，用 2 枚 2 cm 长动脉瘤夹将瘤颈夹闭（图 6-3）。术中复查全脑 DSA 见颅内动脉瘤完全夹闭，极少部分瘤颈位于海绵窦内无法通过硬脑膜下入路夹闭，考虑残留瘤颈位于颅外，故未做进一步处理（图 6-4）。

术后半年患者复查 DSA 提示动脉瘤原位复发，因上次残留瘤颈位于海绵窦内，故再次治疗采用介入方式。用 1 枚 3.5 mm×20 mm Lvis 支架辅助，在瘤腔内填入 8 枚弹簧圈栓塞动脉瘤，即刻造影提示动脉瘤达 Raymond Ⅱ 级栓塞（图 6-5）。

栓塞术后 1 年再次复查 DSA，提示动脉瘤再次复发（图 6-6）。因夹闭和栓塞治疗均未达到理想效果，故决定采用血流重建 + 载瘤动脉近端闭塞的方式进行治疗。手术同样在复合手术室内进行，术中先行左侧颈外动脉 – 桡动脉 – 大脑中动脉 M3 段搭桥，然后临时阻断左侧颈内动脉起始部并立即复查术中 DSA，造影显示桥血管通畅并能够代偿左侧 MCA 额支供血区，椎动脉造影提示后循环血流自左侧后交通动脉倒灌入动脉瘤内（图 6-7），动脉瘤依然显影，故采用弹簧圈部分栓塞左侧后交通动脉，以阻挡倒灌血流。再次行椎动脉造影未见左侧后交通动脉向动脉瘤内的血流，但此时再复查左侧颈外动脉造影显示桥血管血流少量向动脉瘤内倒灌（图 6-8），考虑血流量较低，后期瘤内血栓形成后动脉瘤可能不显影，故未进一步处理。搭桥术后 6 个月，再次复查造影，提示动脉瘤治愈无复发，患者无不适主诉，无新增神经功能症状，神经功能预后良好。

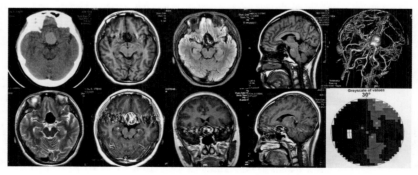

图 6-1　术前 MRI 及视野

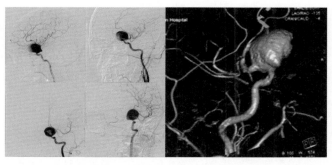

图 6-2　术前左侧 ICA 正侧位、双斜位造影及 3D 旋转重建影像

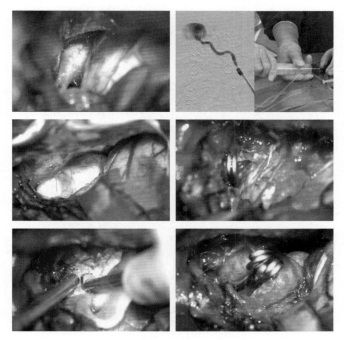

图 6-3　球囊抽吸辅助动脉瘤夹闭

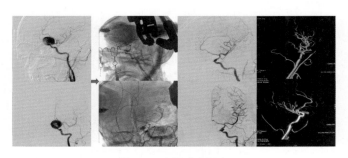

图 6-4　夹闭术中复查

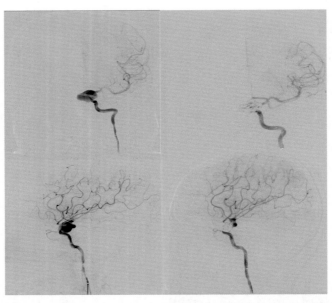

图 6-5 夹闭术后半年复查提示动脉瘤复发，行 Lvis 支架辅助栓塞，术前及术后正侧位 DSA

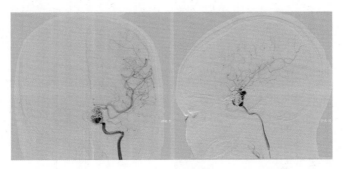

图 6-6 栓塞术后 1 年 DSA 复查提示动脉瘤再次复发

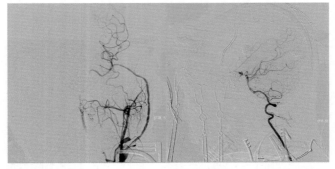

图 6-7 左侧颈外动脉 – 桡动脉 – 大脑中动脉搭桥联合颈内动脉近端阻断后 DSA，显示血流由后循环经后交通动脉倒灌入动脉瘤体

笔记

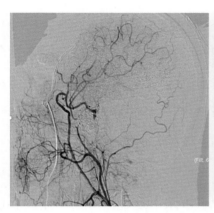
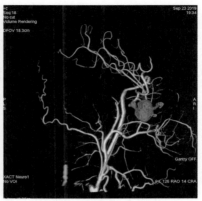

图 6-8　经后循环将左侧后交通动脉部分栓塞后，左侧颈总动脉造影

病例分析

　　患者为未成年女性，主诉为视力障碍，因此在治疗动脉瘤、消除其破裂危害的同时，应当尽可能挽救患者的视力。此外，考虑到患者年龄，应当选用长期疗效稳定的治疗方式。由于弹簧圈的占位效应，介入栓塞可能加重对视神经的压迫，且疾病复发率较高；该病例虽然后交通动脉代偿良好，可以采用载瘤动脉闭塞的方法治疗，但会因此牺牲 1 根颅内主要供血动脉，加重后循环血流负荷，产生继发病变；血流重建 + 载瘤动脉闭塞是有效的治疗方法，但创伤较大。

　　综合以上情况，对动脉瘤进行直接塑形夹闭，将是对患者最有利的治疗方式。但由于瘤体巨大，必须在充分降低动脉瘤张力后才能进行瘤颈塑形。而该部位动脉瘤近端载瘤动脉的暴露非常困难，需要从硬脑膜外打开海绵窦，动脉瘤破裂的风险极大。近年来，随着复合手术技术的逐渐成熟，可以采用介入的方法，对

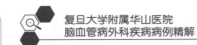
载瘤动脉近端进行控制。我们采用 Merci 球囊导引导管在阻断近端血流后进行逆向抽吸，降低动脉瘤的张力，为塑形夹闭创造条件。从实际操作中可见此方法对血流控制的作用非常明显，但动脉瘤是否能完全夹闭依然取决于瘤颈是否充分暴露。由于瘤体巨大，虽然夹闭术中动脉瘤夹尖端已完全抵住颅底硬脑膜，显微镜直视下认为动脉瘤完全被夹闭，但术中造影显示动脉瘤瘤颈在海绵窦内仍有少量残留。这是复合手术术中复查造影的一项巨大优势，能够准确地判断动脉瘤的夹闭情况。

后续该患者经历动脉瘤复发，接受支架辅助弹簧圈栓塞治疗后又复发的疾病发展过程，使我们不得不采用血流重建的方式以期对动脉瘤取得根治。左侧颈外动脉 – 桡动脉 – 大脑中动脉搭桥是最长使用的高流量搭桥方式，在完成血流重建后，对动脉瘤的处理往往有完全孤立、近端阻断和远端阻断 3 种方式。即刻完全孤立可能会导致闭塞节段穿支或分支血管梗死。复合手术的另一项优势是能在术中对血流进行实时评估。因此，目前我们多采取先阻断载瘤动脉一侧的闭塞方式，然后立刻术中复查造影，如果此时动脉瘤已不显影，则不需要完全闭塞载瘤动脉两端，这样能够保留更多的穿支血管。对本例患者，我们即采用了这种方式，但可以看到动脉瘤通过后交通动脉的倒灌血流显影。因此我们进一步用介入栓塞的方式阻断后交通动脉血流，阻止其倒灌，最后取得了预期的效果。这也是复合手术的优势之一——可实时切换治疗方式。此时剩余极少量的桥血管倒灌血流预计可在短时间内形成血栓，因此未进一步处理。术后半年复查造影显示动脉瘤治愈无复发。

病例点评

随着介入技术和材料的发展，目前大部分动脉瘤，尤其是位于颅底的颈内动脉眼段动脉瘤首选介入栓塞治疗。但对于大型的颈内动脉眼段动脉瘤，介入栓塞造成的视神经压迫和复发率较高仍然是不可回避的问题。虽然血流导向装置能够改善复发率较高的问题，但是对于巨大动脉瘤，瘤体内仍然需要填入适量的弹簧圈以避免术后动脉瘤晚期破裂出血，不能从根本上减少压迫情况的发生。此外，对18岁以下未成年人使用血流导向装置的安全性和有效性并无明确报道，因此，对该患者在治疗初期首选夹闭治疗是最为合适的。

纵观整个治疗过程，复合手术治疗颅内复杂动脉瘤有几项重大优势：①可利用球囊对近端血流进行控制和保护瘤颈。不同的球囊所起的作用和效果也不尽相同。Merci球囊导管管径较大，抽吸效果明显，但质地较硬，仅能放置于岩骨段ICA，有时封闭血流效果不理想；高顺应性球囊能够对瘤颈进行良好的保护，但不具备抽吸功能；Scepter双腔球囊导管性能居两者之间，顺应性较好，能够进行抽吸，但受规格限制，有时不能完全封闭血管。②可术中造影复查。既往研究显示术中DSA发现的动脉瘤夹闭不满意率可达8.2%（包括残留和载瘤动脉狭窄），而术中吲哚菁绿（indocyanine green，ICG）造影和常规造影的结果不一致率达24.5%，因此术中DSA对及时发现动脉瘤残留具有重要意义。③可在术中对血流进行实时评估以灵活调整手术策略。对于复杂动脉瘤，在进行血流重建＋载瘤动脉闭塞后，颅内血流即发生了

笔记

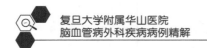

改变，此改变在术前无法被预估或测算，只有在完成血流重建后再进行 1 次造影血流评估，才能获得下一步操作前最准确的血流信息，从而制定最精确的治疗方案。④可实时切换治疗方式。当实施任何一种主要治疗方式在术中遇到困难时，能够随时切换另一种治疗方式进行治疗，这种治疗模式切换的目的包括降低治疗风险、减少创伤、提高效果等。本例患者历经 3 次手术，最终取得满意的疗效，复合手术模式在其中起到了重要作用。

【参考文献】

1. 李培良，宋剑平，朱巍，等. 复合手术室在脑脊髓血管病和富血供肿瘤治疗中的应用. 中华外科杂志，2019，57（8）：607-615.

2. CHALOUHI N，THEOFANIS T，JABBOUR P，et al. Safety and efficacy of intraoperative angiography in craniotomies for cerebral aneurysms and arteriovenous malformations：a review of 1093 consecutive cases. Neurosurgery，2012，71（6）：1162-1169.

3. WASHINGTON C W，ZIPFEL G J，CHICOINE M R，et al. Comparing indocyanine green videoangiography to the gold standard of intraoperative digital subtraction angiography used in aneurysm surgery. J Neurosurg，2013，118（2）：420-427.

4. PARKINSON R J，BENDOK B R，GETCH C C，et al. Retrograde suction decompression of giant paraclinoid aneurysms using a No.7 French balloon-containing guide catheter. Technical note. J Neurosurg，2006，105（3）：479-481.

5. NG P Y，HUDDLE D，GUNEL M，et al. Intraoperative endovascular treatment as an adjunct to microsurgical clipping of paraclinoid aneurysms. J Neurosurg，2000，93（4）：554-560.

（李培良　朱巍）

病例 7
右额脑动静脉畸形合并右椎动脉夹层动脉瘤血管内治疗一例

病历摘要

【基本信息】

患者男性，60 岁。

主诉：颅内动静脉畸形 26 年余，头晕 3 周余。

现病史：患者 1992 年体检时发现右额脑动静脉畸形（cerebral arteriovenous malformation，AVM），当时无明显头痛、头晕症状，无癫痫发作及其他明显不适。3 周前患者无明显诱因出现头晕，以眩晕为主，无头痛、恶心、呕吐及肢体抽搐等症状。当地医院 CT 及 MRI 检查提示右额脑动静脉畸形，其他未见明显异常。

既往史：无高血压、糖尿病等病史，吸烟多年，无其他不良嗜好，无外伤史，有头颈部推拿按摩史。

【体格检查】

体温 37 ℃，脉搏 72 次 / 分，呼吸 20 次 / 分，血压 124/72 mmHg。神志清楚，发育正常，步态平稳，全身体表未见明显异常色素沉着及血管痣，头颅无畸形，无头皮血管怒张，无颈静脉怒张，双侧瞳孔等大、等圆，直径 2.5 mm，对光反射灵敏，余各脑神经检查未见明显异常体征。四肢活动正常，肌力 5 级，Hoffmann 征及 Babinski 征等病理反射均未引出。

【辅助检查】

实验室检查：血常规 RBC 4.25×10^{12}/L，HGB 133 g/L，HCT 38.2%，WBC 4.99×10^9/L，PLT 118×10^9/L。凝血功能：PT 12.1 秒，APTT 22.7 秒，INR 1.06。肝功能：ALT 32 U/L，AST 18 U/L。肾功能：BUN 4.8 mmol/L，Cr 72 μmol/L。空腹血糖 4.4 mmol/L。血型：AB 血型，RH 血型（ + ）。

心电图：窦性心律，未见明显异常。

X 线胸片：两肺纹理增多，余未见明显异常。

头颅 CT：右额稍高混杂密度影，脑室结构正常，中线居中，余未见明显异常。

头颅 MRI：右额脑内异常血管流空影伴粗大流空影与上矢状窦沟通，病灶周围少许水肿和胶质增生可能，双额顶叶少许缺血灶，脑室系统无异常。

全脑血管造影：右额脑动静脉畸形，供血动脉主要为右侧大脑中动脉额支，其次为右侧大脑前动脉胼缘动脉分支。畸形团直径约 3 cm，早显的单支静脉引流，局部异常增粗迂曲伴静脉动脉瘤样结构，远端变细呈相对狭窄，引流进入上矢状窦前 1/3 处，前后交通动脉盗血现象明显，畸形团周围正常结构也有明显盗血现象致显影不清（图7-1A，图7-1B，图7-1C）。右侧椎动脉V2段夹层动脉瘤，动脉瘤大小约10 mm×5 mm，局部椎动脉真腔受压变形且伴有明显狭窄（图7-1D）。

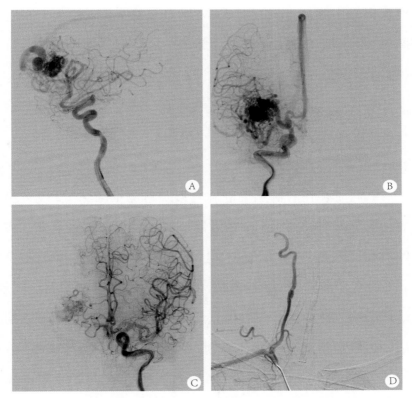

图7-1　术前脑血管造影提示右额脑动静脉畸形合并右椎动脉夹层动脉瘤

【诊断】

右额脑动静脉畸形：根据CT及MRI检查初步考虑右额脑动静脉畸形，结合DSA检查已清晰显示右额AVM的供血动脉、局部畸形团结构及引流静脉情况，故诊断明确。

右侧椎动脉V2段夹层动脉瘤伴局部载瘤动脉狭窄：患者以头晕为主要临床表现，有后循环脑供血不足可能，虽然MRI检查

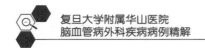

未见明显小脑、脑干及枕叶缺血灶，但结合 DSA 检查已明确显示右侧椎动脉 V2 段夹层动脉瘤形成且伴有局部载瘤动脉受压变形及明显狭窄，故诊断明确。

头晕可由后循环供血相对不足或者由小脑、脑干病变及前庭功能受损等引起，本例右额 AVM 盗血现象明显，再加上右侧椎动脉 V2 段夹层动脉瘤伴载瘤动脉狭窄可影响后循环供血，可以解释头晕现象。

MRI 检查已排除小脑、脑干等器质性病变。可行五官科检查进一步排除前庭功能障碍。

【治疗经过】

本例同时存在右额脑动静脉畸形及右侧椎动脉 V2 段夹层动脉瘤伴局部载瘤动脉狭窄。前者除盗血现象可引起头晕外，更严重的潜在风险是 AVM 破裂出血。后者可能是患者头晕的主要原因，随着夹层动脉瘤增大，载瘤动脉可能会进一步狭窄甚至闭塞。从治疗的整体性考虑，应以优先处理和解决出血性病变，同期或择期处理缺血性病变为总体原则。治疗方案：一期行 AVM 治愈性血管内栓塞，二期复查 DSA 并行右侧椎动脉 V2 段夹层动脉瘤伴局部载瘤动脉狭窄的血管内介入治疗。治疗药物：阿司匹林肠溶片抗血小板治疗及他汀类药物保护血管内膜治疗。

2018 年 9 月 17 日行经动脉入路介入栓塞手术治疗。取患者平仰卧位，全身麻醉气管插管，双侧腹股沟消毒铺巾，以 Seldinger 技术穿刺右侧股动脉置入 6F 动脉鞘管，将 6F ENVOY 导引导管在 0.035 inch 超滑导丝引导下超选至右侧颈内动脉建立手术通道。以 70 U/kg 行经静脉全身肝素化抗凝，预防手术通路血栓形成。在 0.008 inch 微导丝导引下将 Apollo 头端 3 cm 可解脱微导管超选至右侧大脑中动脉额支，进入 AVM 畸形团内，微导管微量造影确认微导管头端位置，导引导管造影确认微导管解脱点以远的局部供血动脉内无正常的脑动脉穿支。以 0.3 mL DMSO（二甲基亚砜）冲洗微导管，排除其内的生理盐水，将充分震荡混匀的 Onyx-18 液态栓塞材料经微导管缓慢注入栓塞脑动静脉畸形的畸形团、部分供血动脉及少许引流静脉，反复复查造影确认，在达到影像学治愈后拔出微导管，行 CT 检查确认无颅内出血，再复查全脑血管造影确认无 AVM 残留，撤管封鞘结束手术。术后麻醉复苏拔管后患者神志清楚，GCS 评分 15 分，无神经功能障碍，回重症监护病房常规治疗，持续 24 小时内动态监测并控制血压在 100/60 mmHg 左右，次日复查头颅 CT 可见术后正常改变，转回普通病房观察 2 天，无异常，出院回家。继续每天阿司匹林肠溶片 100 mg 及阿托伐他汀 20 mg 治疗，预防右侧椎动脉夹层动脉瘤快速进展，拟 3 个月后入院复查。

2018 年 12 月 11 日术后 3 个月复查全脑血管 DSA，可见右额 AVM 无复发，颅内各血管均无明显异常，AVM 达到影像学治愈（图 7-2A，图 7-2B，图 7-2C）。右侧椎动脉 V2 段夹层动脉瘤伴局部载瘤动脉狭窄较前无明显变化（图 7-2D）。在原有药物基础上增加氯吡格雷每天 75 mg，拟 1 周后行右侧椎动脉夹层动脉瘤介入治疗。

2018 年 12 月 17 日行右侧椎动脉 V2 段夹层动脉瘤伴载瘤动脉狭窄血管内介入手术治疗。全身麻醉气管插管，右侧股动脉穿刺置鞘，静脉全身肝素化，将 5F ENVOY 导引导管在 0.035 inch

超滑导丝引导下超选至右侧椎动脉 V1 段建立手术通道，再次造影确认病变并选择工作角度。将 Prowler Plus 0.023 inch 微导管在 0.014 inch 微导丝引导下超选跨越夹层动脉瘤至 RVA-V2 远端，先释放 1 枚激光雕刻 4.5 mm×37 mm 的 Enterprise 闭环支架，完整覆盖夹层动脉瘤及远、近端载瘤动脉各约 10 mm，再将微导管穿越 Enterprise 支架，在 Enterprise 支架内释放 1 枚 4.5 mm×30 mm 的 Lvis 编织支架。复查造影可见夹层动脉瘤腔内造影剂明显滞留，局部载瘤动脉狭窄明显改善，右侧椎动脉全程及基底动脉各分支血流通畅（图 7-2E）。行 3D-CT 检查确认无颅内明显出血，撤管封鞘结束手术，麻醉复苏后神志清楚，GCS 评分 15 分，无神经功能障碍。术后常规治疗，次日复查头颅 CT 可见术后正常改变，第 3 日出院回家。出院后继续阿司匹林肠溶片及氯吡格雷双联抗血小板药物治疗及他汀类药物治疗，定期门诊复查。

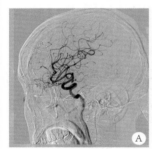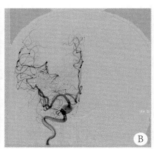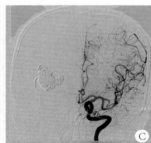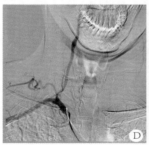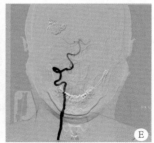

图 7-2　右额脑动静脉畸形栓塞术与右侧椎动脉夹层动脉瘤支架成形术

随访：出院后继续双联抗血小板药物治疗及他汀类药物治疗，并嘱其戒烟、戒酒，定期门诊复查。术后 1 个月复诊时头晕已完全消失，无其他特殊不适。术后 3 个月时血栓弹力图提示阿司匹林肠溶片血小板抑制率为 90% 以上，停用氯吡格雷，行长期阿司匹林肠溶片单抗血小板治疗及他汀类药物治疗。2020 年 11 月 24 日，术后 2 年门诊复查颈部 CTA 及头颅 MRI，提示右椎动脉夹层动脉瘤不再显影，椎动脉无明显狭窄（图 7-3A）；右额 AVM 无明显复发，双侧额顶叶散在小缺血灶较 2 年前无明显变化（图 7-3B，图 7-3C）。随访至术后 3 年余，患者无任何不适症状，AVM 及夹层动脉瘤伴载瘤动脉狭窄均得到影像学治愈，RMS 评分 0 分，预后良好。

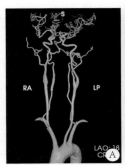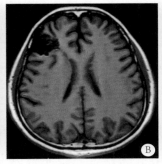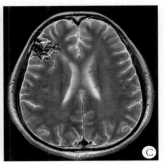

图 7-3　术后 2 年复查影像

📋 病例分析

（1）为什么采用血管内介入治疗？

该病例为右额 AVM 合并右侧椎动脉夹层动脉瘤，较为少见。AVM 检查发现 26 年余无特殊临床症状，此前无血管造影资料，较难判断 AVM 血流动力学是否有进展，从 DSA 检查可见畸形团内有动脉瘤样结构且局部引流静脉明显扩张呈瘤样改变，引流静脉远端变细呈相对狭窄状态，从血流动力学角度考虑有出血风险存在，因此有积极治疗的指征。目前脑 AVM 的治疗有血管内介入治疗、开颅手术切除、立体定向放射治疗（伽马刀、射波刀）及上述方式的组合等。该患者合并有右侧椎动脉夹层动脉瘤及载瘤动脉狭窄，此病变发生血管闭塞及脑梗死的风险较大，需要行抗凝、抗血小板等药物治疗，因此不适合开颅手术治疗（需停用抗血小板药物）；立体定向放射治疗起效慢，即使有效也需要等待数年时间，在 AVM 没有治愈之前对夹层动脉瘤介入及药物治疗可能会增加 AVM 破裂出血的风险，因此立体定向放射治疗也不是最佳选择。因此，对本例 AVM 采用了血管内介入治疗的方式。

（2）为什么采用经动脉入路而没有采用经静脉入路？

随着新材料、新技术的不断出现，AVM 的介入治疗有了长足的进步，多数 AVM 都可以经血管内介入治疗（视情况采用一期或分期）的方式得到影像学治愈。介入治疗的途径有经动脉入路及经静脉入路或者经动静脉联合入路，具体入路的选择需要结合个体病变的血流动力学特点、材料的可获得性、患者家庭的经济负担能力等综合考虑。该患者为右侧大脑中动脉及大脑前动脉多分支供血，畸形团较为致密，单支异常粗大的静脉引流。动脉入路和静脉入路各有优缺点，动脉入路相对路径更短，导管更容易到位，术中使用的材料更少，费用也更低，但是一次性治愈的难度较大，正常穿支动脉受影响的概率更高；静脉入路需要经颈静脉、乙状窦、横窦、窦汇、上矢状窦前 1/3、皮层静脉最终到达畸形团的静脉端，路径很长，微导管不太容易到位，术中必须使用大量的弹簧圈形成高压锅结构才能达成栓塞的目的，费用远远高于经动脉入路，由于术中首先阻断了引流静脉，因此术中发生出血的概率也高于经动脉入路。综上所述，该病例采用了经动脉入路栓塞。

（3）为什么右椎动脉夹层动脉瘤伴载瘤动脉狭窄没有进行一期治疗而是行二期治疗？

脑 AVM 是一种以出血为主要风险的疾病，而颅外段椎动脉 V2 段夹层动脉瘤伴载瘤动脉狭窄的主要风险是动脉瘤增大导致载瘤动脉闭塞和小脑及脑干梗死，两者围手术期的处理原则和药物应用有一定冲突。AVM 术中、术后的最主要风险是 AVM 出血或 AVM 周围脑组织血流动力学巨变诱发出血。而夹层动脉瘤伴狭窄的介入治疗手段主要是支架成形，术前必须要有充分的抗血小板药物准备，术后也必须要有持续的抗血小板药物治疗。如果 2 种手术同期进行，一旦发生出血的并发症，势必更难处理而导致严重后果。因此，采用了分期手术，在造影复查确认 AVM 已经达到治愈没有复发迹象后，再行夹层动脉瘤的介入治疗。

（4）夹层动脉瘤为什么没有采用瘤内弹簧圈填塞而仅仅采用支架成形？

夹层动脉瘤的特点是局部载瘤动脉内膜破裂而外膜完整，动脉瘤腔实际上是局部载瘤动脉内外膜之间的一个假腔，随着假腔的扩大，载瘤动脉真腔进一步受压变细狭窄，进行性发展会造成真腔闭塞，如果假腔内填满了弹簧圈使夹层无法缩小反而阻碍了真腔的修复，而且还会增加耗材费用。因此，仅采用支架成形的

笔记

方式修复夹层，恢复正常动脉的管径。术后 2 年的 CTA 复查也证实了夹层动脉瘤治愈和载瘤动脉管径修复如常。

（5）为什么采用 2 种不同的支架？基于什么考虑？

目前脑血管可用的支架主要有 3 种：激光雕刻裸支架（又分闭环支架与开环支架）、合金丝编织支架 [又分普通网眼支架与密网眼支架（血流导向装置）]、激光雕刻覆膜支架。本例病变位于右侧椎动脉 V2 段，这 3 种支架都可以使用，但是密网眼支架和覆膜支架的费用都比较高，而普通的激光雕刻裸支架和普通网眼支架费用相对低廉。先释放 1 枚 Enterprise 支架形成局部框架（具有一定刚性，不会超过标定直径），在此基础上再释放 1 枚 Lvis 支架，既增加了夹层局部支架的金属覆盖率，使夹层更快修复，又防止了编织支架在夹层局部突入动脉瘤腔内，而且相比密网眼支架或覆膜支架还降低了耗材费用。

📋 病例点评

该病例为未破裂脑 AVM 合并夹层动脉瘤伴载瘤动脉狭窄，较为少见。对该病例的症状、影像学特点、诊断和治疗进行了详细阐述，对手术方案及具体方式的选择也做了深入剖析，并对术中的注意点做了详细注解。该病例对类似病例的诊治具有较高的参考价值。

【参考文献】

1. DERDEYN C P, ZIPFEL G J, ALBUQUERQUE F C, et al.management of brain arteriovenous malformations: a scientific statement for healthcare professionals from the American heart association/American stroke association.Stroke, 2017, 48（8）: e200-e224.

2. SMITH E E, SAPOSNIK G, BIESSELS G J, et al.prevention of stroke in patients with silent cerebrovascular disease: a scientific statement for healthcare professionals from the American heart association/American stroke association.Stroke, 2017, 48（2）: e44-e71.

3. ERICKSON N, MOONEY J, SALEHANI A, et al.Predictive factors for arteriovenous malformation obliteration after stereotactic radiosurgery: a single-center study.World Neurosurg, 2022, 160: e529-e536.

4. SANTIN M D N, TODESCHI J, POP R, et al.A combined single-stage procedure to treat brain AVM.Neurochirurgie, 2020, 66（5）: 349-358.

5. CLARK M, UNNAM S, GHOSH S.A review of carotid and vertebral artery dissection.Br J Hosp Med（Lond）, 2022, 83（4）: 1-11.

6. WALDECK S, CHAPOT R, VON FALCK C, et al.First Experience in the control of the venous side of the brain AVM.J Clin Med, 2021, 10（24）: 5771.

7. MARTÍNEZ-GALDÁMEZ M, LAMIN S M, LAGIOS K G, et al.Treatment of intracranial aneurysms using the pipeline flex embolization device with shield technology: angiographic and safety outcomes at 1-year follow-up.J Neurointerv Surg, 2019, 11（4）: 396-399.

（田彦龙　徐斌）

病例 8
以癫痫起病的功能区脑动静脉畸形手术切除一例

病历摘要

【基本信息】

患者男性，16 岁。

主诉：反复局灶性癫痫发作 2 年余。

现病史：患者 2 年前无明显诱因出现左侧肢体抽动，伴有左侧手指刺痛感，发作时头偏向左侧，同时有口眼歪斜和左侧口角抽搐。发作前无明显先兆症状，每次发作约半分钟，可自行缓解。患者对发作时状态可部分回忆。发作频率约每月 1 次，近半年来频率有上升。当地医院予以左乙拉西坦、0.5 g、bid 口服对症处理，效果欠佳。

既往史：否认家族史和疫源地接触史等。

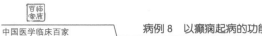

【体格检查】

神志清楚，言语流利，GCS 评分 15 分，右利手。脑神经检查未见异常。四肢肌力 5 级，肌张力、腱反射正常，病理反射未引出。四肢轻瘫试验（-）。

【辅助检查】

头部 MRI：右侧额叶后部、中央前回前方实质性病灶，可见明显条索状血管流空影（图 8-1）。

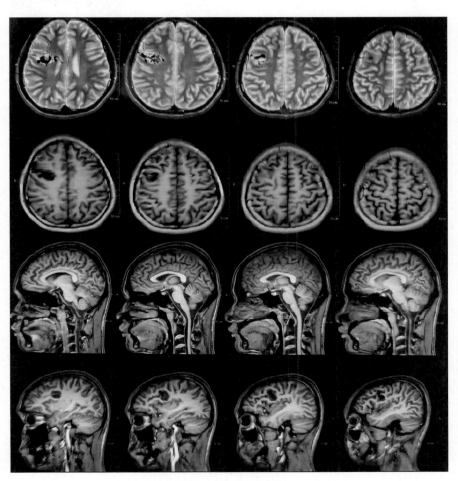

图 8-1　术前 MRI 检查

全脑 DSA：右侧额叶后部动静脉畸形。畸形团直径约 3 cm，主要由右侧大脑中动脉 M4 段分支供血；有 3 条主要引流静脉，其中 2 条为皮层引流静脉，向上矢状窦方向引流，另外 1 条为深部引流静脉至直窦。Spetzler-Martin 分级 III 级，Lawton-Young 补充分级 5 分（图 8-2）。

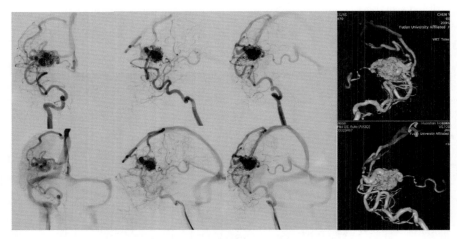

图 8-2　术前 DSA 检查

术前 24 小时动态脑电图：未捕捉到明显异常痫样放电。

【诊断】

以癫痫起病的功能区脑动静脉畸形。

【治疗经过】

术前规划：术前行 AVM 结构像与运动皮层和运动锥体束的重建，结果显示病灶紧邻运动皮层和运动锥体束（图 8-3）。且患者主诉为反复癫痫发作，为最大限度地保护运动中枢并明确致痫灶是否完全切除，计划术中采用包括皮质体感诱发电位、皮层电刺激（运动诱发电位）和皮层脑电图在内的多模态监测手段。

笔记

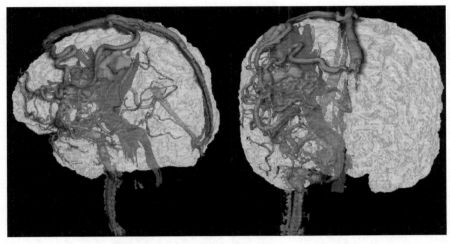

绿色区域代表中央前回运动皮层，紫色区域代表运动锥体束。

图 8-3　手术导航规划

　　手术过程：对患者全身麻醉后，神经导航确定病灶体表投影位置。以此为中心，做一右侧额顶部弧形切口，后方至中央沟水平。常规开颅，右侧额顶部骨窗成形。马蹄形切开硬脑膜翻向上矢状窦方向，皮层可见异常粗大引流静脉。首先行皮层体感诱发电位确定中央沟位置，然后再次经神经导航确定病灶位置。先分离病灶周围增厚的蛛网膜，然后沿畸形团的边缘切开皮质，紧贴 AVM 血管巢边缘小心深入。根据 DSA 的显示，首先自病灶外侧寻及中动脉的供血动脉，在电凝阻断动脉后切断。切断大部分供血动脉后可见 AVM 血管巢萎陷、动脉搏动基本消失、颜色变紫。继续沿病灶边缘分离 AVM，将整个血管巢游离。最后将畸形团连同向矢状窦方向的引流静脉一并切除（图 8-4）。术中皮层电刺激（运动诱发电位和躯体感觉诱发电位）未见明显异常，皮层脑电图未捕捉到异常痫样放电。术中即刻复查全脑 DSA，证实畸形团切除完全，未见异常早显血管影（图 8-5）。术后即刻头部 CT 复查亦证实畸形团切除完全，无颅内出血等（图 8-6）。予患者丙戊酸钠缓释片（0.5 g，bid）抗癫痫处理，术后半年内若无癫痫发作，逐步减量至停药。

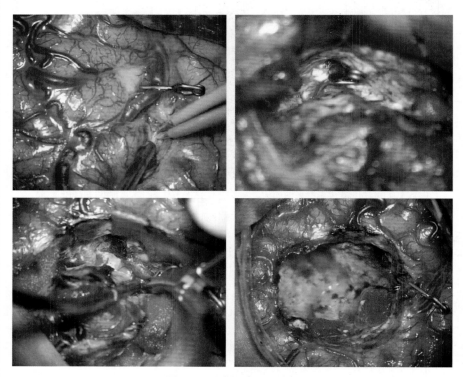

图 8-4　手术切除 AVM 过程

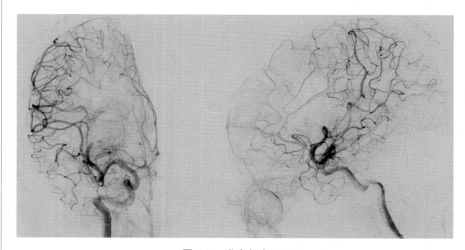

图 8-5　术中复查 DSA

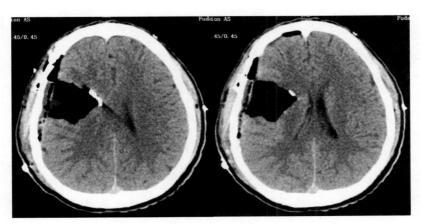

图 8-6　术后 CT 影像

病例分析

（1）手术指征：

癫痫发作是颅内 AVM 的第二大临床表现，占诊治患者的 20%～45%。AVM 引起癫痫的机制尚不清楚，可能与下列因素有关：畸形团周围的神经胶质增生、血脑屏障破坏、静脉闭塞，以及静脉动脉化导致的静脉充血、含铁血黄素沉积和微出血后的瘢痕等。AVM 继发癫痫机制不明给临床治疗方式的选择带来较大影响。从外科的角度，可将与 AVM 相关的癫痫分成 3 种情况：①偶发性发作：仅有 1 次或 2 次发作；②慢性癫痫：有 2 次以上癫痫发作；③难治性癫痫：耐受 2 种适当使用的抗癫痫药物，癫痫持续 2 年以上仍不能控制者。

诸多临床试验已证实，单纯就癫痫控制效果看，有创性手术（包括显微手术切除、血管内介入治疗和立体定向放射治疗）并不优于正规药物治疗。但是对于癫痫起病的颅内 AVM，尤其是反复

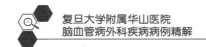

发作者，我们倾向行积极外科干预，原因如下：①颅内 AVM 相关性癫痫有发展为难治性癫痫的可能，增大后期治疗难度且不利于患者恢复；②有研究表明，癫痫起病者畸形团出血概率更高。

（2）治疗方式的选择：

对于癫痫起病的颅内 AVM，我们更倾向于显微外科手术切除，原因如下：①显微外科手术的治愈率要高于其他治疗手段，尤其是对 Spetzler-Martin 分级为Ⅰ～Ⅲ级者；②最新研究发现，畸形团周围的胶质增生带、出血后含铁血黄素沉着症等在癫痫发作过程中起重要作用。显微外科手术在切除畸形团的同时，在术中皮层脑电图的辅助下可适当扩大切除范围，从而有助于后续对癫痫的控制。

当然对于本例患者，选择血管内介入或者立体定向放射治疗都是合理的，皆可取得较为满意的治疗效果。

（3）手术关键点：

手术操作的关键点：①开硬脑膜时应注意不要损伤皮质表面的血管，特别是引流静脉；②仔细确认供应动脉，不要误伤其他邻近的正常血管；③在未完全阻断供应动脉之前，切忌阻断引流静脉；④应紧贴血管巢表面分离 AVM，但不要贸然进入病灶，以免引起大出血；⑤ AVM 深部最后 25%～30% 的分离最为困难，穿支动脉深在，对双极反应不灵敏，电凝后常出现血管破裂，止血难度很大，可使用微动脉瘤夹处理这些穿支动脉。

术前的详细规划和术中多模态的监测，对提高病灶切除率、降低神经功能障碍发生率及提高后期癫痫控制率也起到了重要作用。

对颅内 AVM 切除术，在条件允许的情况下建议尽量在复合手术室内进行，一方面可及时复查 DSA 明确病灶是否切除完全；另一方面一旦术中遇到难以控制性出血也可以通过介入方式补救。

病例点评

本例是典型的癫痫起病、位于功能区的颅内 AVM，有很好的临床借鉴价值。从治疗指征上对反复发作或难治性癫痫者建议显微外科手术，包括微出血灶和邻近皮质的神经胶质增生都要切除。术前应做详尽的影像学评估，明确畸形团血供来源、引流方向和形式及与重要功能区的位置关系。术中建议采用多模态监测，尤其是皮层脑电图，目的是检测可能扩大的致痫灶皮质区。复合手术室有助于提高手术的安全性与有效性。

【参考文献】

1. DERDEYN C P，ZIPFEL G J，ALBUQUERQUE F C，et al.Management of brain arteriovenous malformations：a scientific statement for healthcare professionals from the American heart association/American stroke association.Stroke，2017，48（8）：e200-e224.

2. JOSEPHSON C B，ROSENOW F，AI-SHAHI SALMAN R.Intracranial vascular malformations and epilepsy.Semin Neurol，2015，35（3）：223-234.

3. SCHRAMM J.Seizures associated with cerebral arteriovenous malformations.Handb Clin Neurol，2017，143：31-40.

4. LAK A M，CERECEDO-LOPEZ C D，CHA J，et al.Seizure outcomes after interventional treatment in cerebral arteriovenous malformation-associated epilepsy：a systematic review and meta-analysis.World Neurosurg，2022，160：e9-e22.

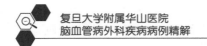

5. MAMARIL-DAVIS J C，AGUILAR-SALINAS P，AVILA M J，et al.Complete seizure-free rates following interventional treatment of intracranial arteriovenous malformations：a systematic review and meta-analysis.Neurosurg Rev，2022，45（2）：1313-1326.

6. JOSEPHSON C B，BHATTACHARYA J J，COUNSELL C E，et al.Seizure risk with AVM treatment or conservative management：prospective，population-based study.Neurology，2012，79（6）：500-507.

7. VON DER BRELIE C，SIMON M，ESCHE J，et al.Seizure outcomes in patients with surgically treated cerebral arteriovenous malformations.Neurosurgery，2015，77（5）：762-768.

8. CHEN C J，DING D，DERDEYN C P，et al.Brain arteriovenous malformations：a review of natural history，pathobiology，and interventions.Neurology，2020，95（20）：917-927.

9. JOSEPHSON C B，SAURO K，WIEBE S，et al.Medical vs. invasive therapy in AVM-related epilepsy：systematic review and meta-analysis.Neurology，2016，86（1）：64-71.

（高超　顾宇翔）

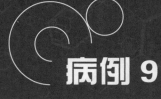

病例 9
多模态复合唤醒麻醉手术治疗语言区脑动静脉畸形及多发动脉瘤一例

病历摘要

【基本信息】

患者男性，53 岁。

主诉：突发头痛 1 天。

现病史：患者因无明显诱因突发头痛 1 天入急诊。急诊 CT 提示右颞血肿（改良蛛网膜下腔出血 Fisher 分级 0 级），CTA 检查提示患者存在右侧大脑中动脉动脉瘤（为破裂出血责任动脉瘤）和左额脑动静脉畸形（brain arteriovenous malformation，BAVM）等多发脑血管病（图 9-1）。在完善术前准备后，患者被送入复合手术室行急诊 DSA 检查。

既往史：否认高血压、糖尿病等病史。

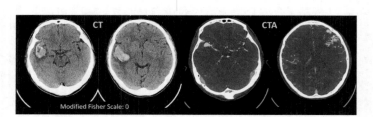

图 9-1　急诊头部 CT 提示右颞血肿，CTA 提示右侧 MCA 动脉瘤破裂出血及左额 BAVM

【体格检查】

体检未发现明显神经功能障碍。

【辅助检查】

DSA：患者存在右侧 MCA 分叉部大型动脉瘤，右侧脉络膜前动脉（anterior choroidal artery，AchA）动脉瘤，右侧大脑前动脉 A1 段动脉瘤，左侧 MCA 分叉部及 M3 段动脉瘤各 1 枚，以及左额语言功能区 BAVM。其中左额动静脉畸形血管团血供来自左侧 MCA 和 ACA 分支，回流静脉引流至矢状窦（图 9-2）。

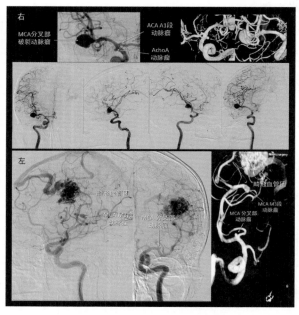

图 9-2　急诊 DSA 提示颅内多发血管病

【诊断】

语言区脑动静脉畸形及多发动脉瘤。

【治疗经过】

在评估了显微手术和血管内治疗的获益和风险，并与患者充分沟通获得知情同意后，决定分两期进行显微复合手术治疗。首先于复合手术室急诊处理出血侧病变。将患者全身麻醉后，采用右侧改良翼点入路开颅，手术夹闭右侧 MCA 分叉处和 AchA 动脉瘤。ACA A1 段动脉瘤体积较小，朝向深面且周边穿支丰富，故行包裹术减少动脉瘤破裂风险（图 9-3）。第一期手术中电生理监测提示运动与感觉诱发电位稳定，术后患者恢复顺利，出院休养 2 个月后入院接受第二期手术。

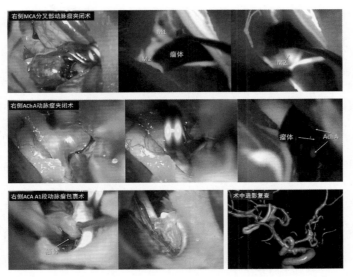

图 9-3 手术夹闭右侧 MCA 分叉处和 AchA 动脉瘤，术中荧光造影提示夹闭完全。对右侧 ACA A1 段动脉瘤予以取肌肉组织包裹。术中 DSA 复查提示右侧 MCA 分叉处和 AchA 动脉瘤夹闭完全

术前对患者 BAVM 进行充分评估，其畸形血管团最长径为 3.2 cm，为 Spetzler-Martin Ⅲ + 级。术前行语言任务态血氧水平依

赖功能磁共振成像（blood oxygen level-dependent functional magnetic resonance imaging，BOLD-fMRI）和弥散张量成像（diffuse tensor imaging，DTI）评估语言激活区、语言相关神经束（尤其是背侧语言通路）与 BAVM 血管团之间的毗邻关系（图 9-4）。同时，为最大限度保护患者语言功能，第二期手术采用多模态引导下的唤醒麻醉复合手术方式。取患者仰卧位，头偏向右侧，头架固定。首先在复合手术室行 DSA 复查，确认右侧多发脑动脉瘤无复发，同时将左侧颈内动脉 DSA 三维重建血管图像与语言 BOLD-fMRI 与 DTI 图像融合进行术中多模态导航（图 9-4）。采用左侧改良翼点入路开颅，剪开硬脑膜后使患者苏醒，用导航确定病灶位置，行皮层电刺激定位语言区。该患者经典的 Broca 区或语言 BOLD-fMRI 激活区受到刺激未出现言语功能障碍，而在 BAVM 后方的运动前区皮层受刺激时，患者出现言语停顿现象，说明其与术前 DTI 上纵束止点区域较为一致（图 9-4，图 9-5）。术中超声证实上述语言功能皮层电刺激阳性区下无畸形血管团侵入（图 9-6），遂将 BAVM 血管团周边蛛网膜游离，在保护引流静脉的前提下，识别其供血动脉并离断。切开软膜沿 BAVM 边界分离畸形血管团，最后离断静脉，完整切除畸形血管团。BAVM 切除后，充分打开左侧侧裂，先暴露左侧 MCA 分叉部动脉瘤并予以夹闭，然后于侧裂后方暴露 M3 段动脉瘤，短暂临时阻断后将其夹闭。术中荧光造影提示畸形血管团完全切除且 2 枚 MCA 动脉瘤夹闭完全。患者全程清醒配合，无语言及运动功能异常，术中 DSA 复查提示左侧多发血管病获得治愈。

患者术后因癫痫发作出现一过性失语，约在 1 周后恢复。术后 1 年随访，患者完全康复，无神经功能障碍。

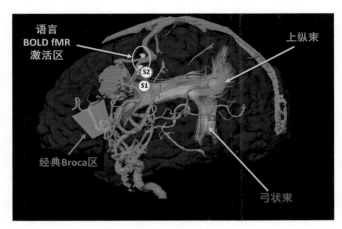

语言 BOLD-fMRI 激活区位于 BAVM 畸形血管团后上方，经典 Broca 区位于病灶前下方，背侧语言通路（上纵束与弓状束）位于畸形血管团后方和下方深面。然而术中皮层电刺激阳性位点（S1 与 S2）与语言 BOLD-fMRI 激活区并不完全一致，位于畸形血管团后方的运动前区皮层与上纵束止点区域较为一致。

图 9-4　多模态神经功能导航图像

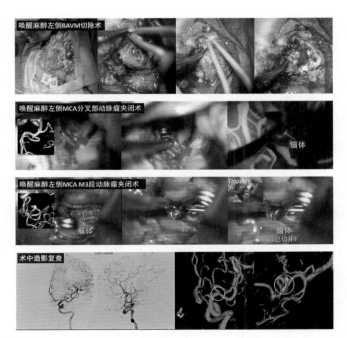

首先进行左侧 BAVM 切除（黄色箭头为供血动脉，蓝色箭头为引流静脉），然后充分游离侧裂，分别进行左侧 MCA 分叉部与 M3 段动脉瘤夹闭术，术中荧光造影、多普勒超声等均明确夹闭完全，术中造影复查明确左侧多发血管病治愈。

图 9-5　操作和术后造影

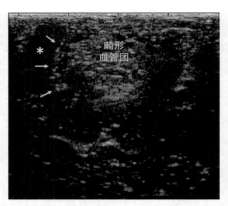

图 9-6　术中超声证实畸形血管团止于脑沟（黄色箭头所示），未侵犯
语言功能皮层电刺激阳性区下脑实质（＊标）

病例分析

　　考虑到本例患者疾病与心理负担、血管内治疗后的高复发率等因素，认为两期显微复合手术是最佳治疗方式，能以最少的治疗次数处理本例多发血管疾病。语言是最精细的高级认知功能之一，因此在第二期手术中，采用多模态复合唤醒麻醉手术进行治疗。经典皮层语言功能模型认为，运动和感觉语言区分别位于 Broca 区（额下回后部）和 Wernicke 区，但现代神经外科利用术中直接皮质电刺激数据生成的语言功能图谱显示语言功能区与上述经典模型认为的有很大不同。其中，运动性语言区与背侧语言通路（弓状束与上纵束）相联系。近年来，各类功能 MRI（如 BOLD-fMRI 和 DTI）的应用，虽然有助于显示 BAVM 与周围脑重要结构的毗邻关系来弥补常规检查像 MRI 和 DSA 的不足，从而为手术入路设计和预后评估提供更详尽的资料；但是，BAVM 属于脑血管病，可能会引起神经血流失耦合现象，从而造成

BOLD-fMRI 的假性激活。因此即便术前语言 BOLD-fMRI 提示激活区位于畸形血管团后上方，仍然需要采用唤醒麻醉结合皮层电刺激的方式进行确认。本例术中提示运动性语言区与经典的 Broca 区或语言 BOLD-fMRI 激活区并不完全重合，但与 DTI 重建的上纵束止点区域较为一致，从而证实了 BAVM 病灶周边 BOLD-fMRI 神经血流失耦合现象的存在，以及不依赖于血氧变化的 DTI 成像的相对稳定性。

对该患者，优先处理 BAVM，再行动脉瘤夹闭是基于以下考虑：①动脉瘤位置深在，解剖暴露不易，且在唤醒麻醉中颅内压控制手段较少；因此，将 BAVM 切除，有利于获得手术空间，从而使分离侧裂更加容易。②处理动脉瘤需要一定时间，先将 BAVM 切除，可以有充分的时间观察其术腔，保障止血的彻底性并减少术后出血风险。

病例点评

创新的复合手术理念不只是为显微神经外科手术提供术前、术中栓塞或术后造影复查，还要进一步整合脑功能影像和导航、术中脑血流动力学监测和电生理监护等高新技术，通过多模式的综合性诊疗，在保证 BAVM 治愈的同时，有效保护脑功能，保障生活质量。现将所在医院脑血管病复合手术团队的 BAVM 治疗策略介绍如下。

（1）术前准备：在 BAVM 患者入院后，除对其进行常规病史采集、术前实验室检查外，还需进行神经心理评估。术前影像学采集不仅包括薄层 MRI 平扫、MRA 或 CTA，以及功能 MRI（如运动和语言 BOLD-fMRI、DTI）扫描；还需进行完整的颅内外六血管 DSA 造影并进行三维重建，用于明确 BAVM 的血管构筑情况。三维 DSA 数据对 BAVM 畸形团的供血动脉和引流静脉的显示效果最佳，因此最适合用于术中导航定位相关血管。

（2）术前、术中栓塞：如需行术前、术中栓塞，建议栓塞目标如下。①栓塞位于深部、手术难以直接暴露的供血动脉，与主要引流静脉伴行的供血动脉（如侧裂区 BAVM 中与侧裂回流静脉伴行的大脑中动脉主要供血支；颈外动脉来源的与往横窦引流的静脉伴行的供血动脉等）或畸形血管团分区；表面易于处理的供血动脉无须栓塞。需要注意的是，栓塞超选的血管必须是供血动脉的终末段，避免误栓继续供应正常脑组织的过路血管。推荐使用 Onyx 进行术前、术中栓塞。Onyx 在术中经血管壁可视，可作为定位供血动脉的手段。②栓塞邻近功能区的畸形血管团分区。由于病灶切除范围一般要包括病灶周边部分脑组织，因此对邻近功能区的部分先行闭塞、术中保留，可减少手术带来的附加脑损伤。③对于流量较高的 BAVM，还可用术前、术中栓塞减少血流量，缩小体积使其"降级"，减少术中出血。但过于致密的栓塞反而会使病灶变得硬实而难以牵拉或抬起，从而增加术中操作的困难，造成更多损伤。因此，应强调供血动脉的栓塞，而非畸形团内致密栓塞。④手术中难以处理的 BAVM 血流动力学相关性动脉瘤，也可先通过栓塞获得治愈。栓塞完成后，需复查造影并进行三维重建，判断栓塞率，并进行术中导航。

（3）麻醉和术中神经功能监护：一般采用静脉全身麻醉的方

法开展手术，有助于控制颅内压，保证术中神经电生理监护的准确性。对于累及功能区，尤其是语言区的患者，可以考虑采用静脉麻醉联合术中唤醒措施。但考虑到手术时间长，需患者长期保持固定的体位，容易引起其不适，因此如果计划进行清醒麻醉，需要患者充分的理解和良好的术中配合能力，否则会增加治疗风险。虽然术前功能影像可提示皮层功能区，但术中电刺激皮层定位仍是确定脑功能区的最佳手段（如本例）。对于伴发癫痫的患者，可行术中皮层脑电图监测，辅助判断病灶切除后癫痫波的控制情况。

（4）手术过程：BAVM 血管团栓塞后，可转开颅手术。患者体位和开颅方式需根据病灶所在部位进行个体化设计。手术切口的确定一般要借助导航，保证骨窗范围大于 BAVM 病灶 2 cm 左右。由于 BAVM 的血供可能来源于颈外动脉系统或引流静脉附着于硬脑膜，因此在开颅前就应提前使用甘露醇（1.0 g/kg）等降颅内压，使在铣除骨瓣时颅内压已获得良好的控制，从而降低硬脑膜撕裂、大出血的风险。剪开硬脑膜同样需要注意不要误伤引流静脉。病灶切除遵循 BAVM 显微手术方法，首先定位引流静脉及畸形团，寻找并离断浅表的供血动脉，然后切开畸形团周边脑实质软脑膜，沿病灶周边游离并逐渐深入，继续离断供血的大动脉和细小深部穿支。在此过程中需注意保护过路血管。BAVM 血管团一般呈锥体状，切除过程中注意不要遗漏深部、椎体尖端的部分。离断引流静脉后，畸形血管团应整体被切除。术野止血后，可采用控制性屏气观察术野渗血程度来确保止血完全。

（5）造影复查：虽然术中 B 超和吲哚菁绿造影的使用有助于

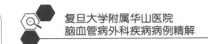

定位病灶和判断切除程度，但 DSA 造影复查仍然是明确切除程度的最理想手段。术者在造影复查时先不缝合硬脑膜，如造影发现残余病灶，即可继续切除，从而避免术后残留血管团出血和二次手术的风险。而且复查造影过程需要 15 ～ 30 分钟，造影后术者重新上台准备关颅，再次观察术野有助于判断止血是否彻底。

【参考文献】

1. ALKADHI H，KOLLIAS S S，CRELIER G R，et al.Plasticity of the human motor cortex in patients with arteriovenous malformations：a functional MR imaging study. AJNR Am J Neuroradiol，2000，21（8）：1423-1433.

2. CHANG E F，RAYGOR K P，BERGER M S.Contemporary model of language organization：an overview for neurosurgeons.J Neurosurg，2015，122（2）：250-261.

3. DENG M，TU M Y，LIU Y H，et al.Comparing two airway management strategies for moderately sedated patients undergoing awake craniotomy：a single-blinded randomized controlled trial.Acta Anaesthesiol Scand，2020，64（10）：1414-1421.

4. JELTEMA H R，OHLERTH A K，DE WIT A，et al.Comparing navigated transcranial magnetic stimulation mapping and "gold standard" direct cortical stimulation mapping in neurosurgery：a systematic review.Neurosurg Rev，2021，44（4）：1903-1920.

5. LIN F，WU J，JIAO Y，CAI J，et al.One-stage surgical resection of giant intracranial arteriovenous malformations in selected patients：a novel diffusion tenser imaging score.World Neurosurg，2019，130：e1041-e1050.

6. MASCITELLI J R，YOON S，COLE T S，et al.Does eloquence subtype influence outcome following arteriovenous malformation surgery？ J Neurosurg，2018，131（3）：876-883.

7. SANAI N，MIRZADEH Z，BERGER M S.Functional outcome after language mapping for glioma resection.N Engl J Med，2008，358（1）：18-27.

8. SONG J，LI P，TIAN Y，et al.One-stage treatment in a hybrid operation room

to cure brain arteriovenous malformation: a single-center experience.World
Neurosurg, 2021, 147: e85-e97.

9. ULMER J L, HACEIN-BEY L, MATHEWS V P, et al.Lesion-induced pseudo-
dominance at functional magnetic resonance imaging: implications for preoperative
assessments.Neurosurgery, 2004, 55（3）: 569-581.

10. YANG Z, DENG M, LIU Y, et al.How I do it ? a multimodality-guided awake
hybrid operation for a language-area brain arteriovenous malformation and multiple
intracranial aneurysms.Acta Neurochir（Wien）, 2022, 164（5）: 1297-1301.

（宋剑平　朱巍）

病例 10
颅颈交界区硬脑膜动静脉瘘手术一例

病历摘要

【基本信息】

患者男性，42 岁。

主诉：4 个月前突发头痛伴恶心、呕吐 1 次。

现病史：患者 4 个月前无明显诱因突发头痛伴恶心、呕吐 1 次，否认四肢无力、言语和意识障碍、吞咽困难、饮水呛咳、肢体抽搐等。休息后未见明显缓解，于当地医院就诊，急诊头颅 CT 提示：蛛网膜下腔出血破入脑室（图 10-1A）。头颅 CTA 提示：颅颈交界区可见异常血管，脑血管畸形伴出血可能性大（图 10-1B）。在当地医院进行对症治疗 1 个月后出院。现为求进一步诊疗入住我院。

笔记

既往史：高血压病史 1 年余，不规律服药，平素血压最高 150/90 mmHg。吸烟史 10 余年，每日 20 支左右；否认手术史、外伤史或特殊药物服用史。

【体格检查】

血压 148/78 mmHg，心率 80 次 / 分，呼吸 12 次 / 分，血氧饱和度 98%。神志清楚，言语流利，GCS 评分 15 分。双侧瞳孔等大、等圆，直径 2 mm，对光反射灵敏，四肢肌力、肌张力可，病理反射未引出。

【辅助检查】

患者入我院后行全脑血管造影：颅颈交界区硬脑膜动静脉瘘，右侧椎动脉硬脑膜支供血，向脑内引流，伴静脉瘤样扩张。余脑血管未见明显异常（图 10-1C，图 10-1D）。

【诊断】

颅颈交界区硬脑膜动静脉瘘。

【治疗经过】

因供血动脉纤细，采用介入治疗困难，遂在复合手术室行动静脉瘘切除术。采用枕下后正中入路，骨窗外侧为右枕髁内侧缘，内侧略过中线，同时打开寰椎后弓至椎动脉压迹。切开硬脑膜后缓慢释放脑脊液，于第 1 颈椎神经根 – 椎动脉入颅处附近见异常血管（图 10-1E），术中采用临时阻断夹配合吲哚菁绿造影，确定此处为瘘口。双极电凝后切除瘘口，常规关颅。术中造影确诊瘘口切除（图 10-1F），手术全程顺利，患者术后无新发神经功能障碍，顺利出院。术后 3 个月随访无殊。

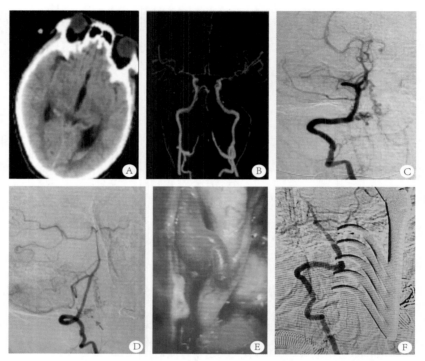

A：急诊头颅 CT 提示蛛网膜下腔出血破入脑室；B：头颅 CTA 提示颅颈交界处可见异常血管，脑血管畸形伴出血可能性大；C、D：全脑血管造影示颅颈交界区硬脑膜动静脉瘘，右侧椎动脉硬脑膜支供血，向脑内引流，伴静脉瘤样扩张（红色箭头提示静脉球形成）；E：术中对应静脉球和瘘口位置；F：术中造影提示瘘口完全切除。

图 10-1　影像学检查

病例分析

　　患者为中年男性，4 个月前突发头痛伴恶心、呕吐，头颅 CT 示蛛网膜下腔出血破入脑室。既往高血压病史明确。头颅 CTA 提示：颅颈交界区可见异常血管，脑血管畸形伴出血可能性大。后经我院 DSA 证实为颅颈交界区硬脑膜动静脉瘘，右侧椎动脉硬脑膜支供血，向脑内引流，伴静脉瘤样扩张；余脑血管未见明显异常。手术指征明确。

手术时机的选择：硬脑膜动静脉瘘常因静脉高压或者迂曲出血，与常见的动脉性 SAH 相比，出血量较少，但据报道，其 2 周内再出血率较高，达 35%。所以确诊后应及早治疗。

治疗方式的选择：硬脑膜动静脉瘘的治疗目标是切除或闭塞瘘口，但是该区域硬脑膜动静脉瘘为椎动脉硬脑膜支，供血动脉本身长度短小、直径纤细、走行迂曲，介入手术时微导管难以到达瘘口，强行使用栓塞材料可能堵塞主干动脉或伤及危险吻合，故将手术切除瘘口作为首选治疗方式。

📋 病例点评

颅颈交界区硬脑膜动静脉瘘的瘘口位于枕骨大孔和第 2 颈椎之间，34% ～ 63% 的以颅内血肿或 SAH 起病。目前认为颅内引流、静脉高流量和静脉球的形成是引起出血的高危因素。本例即 SAH 起病，术中见静脉球，高度怀疑此处破裂出血。结合既往文献，颅颈交界区硬脑膜动静脉瘘出血的主要机制为动脉和静脉直接沟通，缺乏毛细血管系统缓冲，压力较高的动脉通过瘘口直接灌注压力较低的静脉，导致静脉高压，久之呈瘤样扩张，加之颅颈交界区蛛网膜下腔空间宽敞，一旦血流动力学改变即可发生静脉球破裂致急性出血。

颅颈交界区硬脑膜动静脉瘘诊断的主要影像学方法包括 CT、MRI 和 DSA。CT 作为初筛检查，可见水肿的脑、脊髓组织或 SAH。CTA 有时可看到扩张的引流静脉，从而获取动静脉瘘的大致位置及引流类型，但局限于其成像原理，不能清楚反映瘘管位

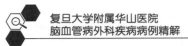
置及周边血管情况，故不作为首选检查方式。MRI可见血管流空影，还可以用于初步诊断和判断脑脊髓损伤程度。DSA为金标准，可清楚定位供血动脉、瘘管位置和引流静脉，同时也可为治疗方案的制定提供帮助。

此类疾病的常见治疗方法有开颅手术和介入栓塞。介入栓塞需有合适的动脉通路，而颅颈交界区硬脑膜动静脉瘘供血动脉多为颈外来源或者椎动脉分支（本例为椎动脉硬脑膜支）。供血动脉本身短小迂曲，微导管难以到达瘘口，栓塞剂极难完全闭塞瘘口，术中反流入主干血管；"危险吻合"的存在也会误栓其他血管，引起不可逆的临床症状。故介入栓塞相对于开颅手术，完全闭塞率低，并发症发生率高。有文献统计，介入栓塞的瘘口闭塞率明显低于开颅手术（71.4%∶100%，$P<0.05$），且会出现血管破裂，误栓"危险血管"或通过"危险吻合"栓塞颅内血管造成并发症。目前，开颅直接切除瘘口是首选治疗方式，治疗的关键是准确判断瘘口位置、数量及引流静脉的起始。此区域的血管结构复杂且常存在一些解剖变异，即使是经验丰富的术者，单纯凭经验去判断瘘口位置，也存在一定的误判率，特别是对于一些血管构筑复杂的病例。吲哚菁绿荧光造影和复合手术的配合使用可有效定位瘘口。

【参考文献】

1. GOTO Y, HINO A, SHIGEOMI Y, et al.Surgical Management for craniocervical junction arteriovenous fistula targeting the intradural feeder.World Neurosurg, 2020, 144: e685-e692.

2. NAYLOR R M, TOPINKA B, RINALDO L, et al.Progressive myelopathy from

a craniocervical junction dural arteriovenous fistula.Stroke，2021，52（6）：e278-e281.

3. OKAMOTO T，NANTO M，HASEGAWA Y，et al.Early rebleeding of a foramen magnum dural arteriovenous fistula：a case report and review of the literature.Radiol Case Rep，2021，16（11）：3499-3503.

4. SHIMIZU K，TAKEDA M，MITSUHARA T，et al.Asymptomatic spinal dural arteriovenous fistula：case series and systematic review.J Neurosurg Spine，2019，19：1-9.

5. SORENSON T J，DE MARIA L，RANGEL-CASTILLA L，et al.Surgical treatment of previously embolized craniocervical junction dural arteriovenous fistula.Neurosurg Focus，2019，46（Suppl_2）：V2.

6. SUN L，REN J，ZHANG H.Application of the selective indocyanine green videoangiography in microsurgical treatment of a craniocervical junction dural arteriovenous fistula.Neurosurg Focus，2019，46（Suppl_2）：V5.

7. YOO D H，CHO Y D，BOONCHAI T，et al.Endovascular treatment of medullary bridging vein-draining dural arteriovenous fistulas：foramen magnum vs.craniocervical junction lesions.Neuroradiology，2022，64（2）：333-342.

（何康民　徐斌）

病例 11
天幕区硬脑膜动静脉瘘的血管内治疗一例

病历摘要

【基本信息】

患者男性，64岁。

主诉：1个月前突发头痛伴左侧肢体乏力、麻木。

现病史：患者1个月前无明显诱因突发头痛，伴左侧肢体乏力、麻木，言语稍含糊，无意识障碍，无吞咽困难和呛咳，无肢体抽搐等。当地医院CT平扫示右侧中脑高密度影，出血可能。CTA示脑血管畸形伴出血可能。于当地医院进行对症保守治疗后出院。

既往史：高血压病史10余年，控制不佳；否认糖尿病、心脑血管疾病、脑外伤及神经系统放疗史。

【体格检查】

血压 152/86 mmHg，余生命体征平稳。神志清楚，GCS 评分 15 分。双侧瞳孔等大，直径 2.5 mm，对光反射灵敏。左侧中枢性面瘫，左侧上肢肌力 5- 级，左下肢肌力 4 级，左侧肢体肌张力增高，左侧 Babinski 征（＋）。

【辅助检查】

全脑 DSA：右侧天幕区硬脑膜动静脉瘘（dural arteriovenous fistulas，DAVF），由右侧脑膜中动脉及右侧脑膜垂体干供血，经基底静脉引流至大脑大静脉（Galen 静脉），伴引流静脉瘤样扩张，为 Cognard Ⅳ 型 /Borden Ⅲ 型；余脑血管动脉粥样硬化改变（图 11-1，图 11-2）。

【诊断】

天幕区硬脑膜动静脉瘘。

【治疗经过】

告知患者并得到其知情同意后决定行血管内介入治疗（endovascular treatment，EVT）。选择动脉入路，Marathon 微导管分别经右侧脑膜中动脉两分支至瘘口，手推造影予确认。并经微导管缓慢注射 Onyx-18 胶，介入栓塞过程顺利。栓塞后右侧颈外、颈内动脉 DSA 示 DAVF 不再显影；术后 3 天复查 CT 可见扩张的引流静脉内血栓形成（图 11-3）。术后无新发神经功能障碍，顺利出院。

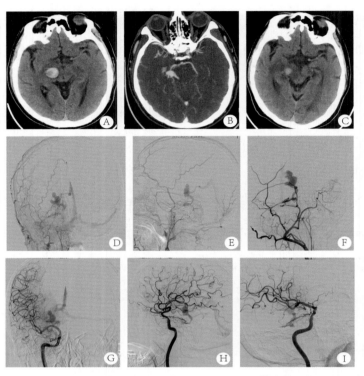

A、B：CT 示右侧颞叶内侧、中脑区域出血，CTA 示血管畸形可能；C：1 个月后，出血吸收伴周围水肿；D～I：DSA 示右侧天幕区 DAVF，主要由右侧脑膜中动脉（D、E、F）和脑膜垂体干（G、H、I）供血，经右侧基底静脉向 Galen 静脉引流，伴引流静脉瘤样扩张，Cognard Ⅳ型 /Borden Ⅲ型。

图 11-1　影像学检查

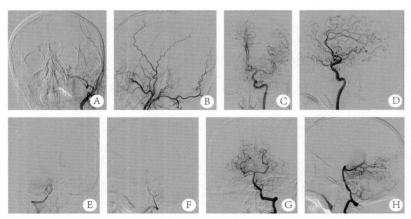

其他脑血管呈动脉粥样硬化改变。

图 11-2　影像学检查

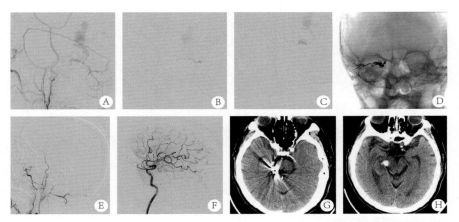

A：经动脉入路（右侧 ECA）；B，C：Marathon 微导管分别经右侧脑膜中动脉两分支至瘘口，手推造影予确认；D：经微导管注射 Onyx-18 胶后的铸型（Cast）；E，F：栓塞后右侧颈外、颈内动脉 DSA 示 DAVF 不再显影（省略复查阴性造影的余血管）；G：术后 CT；H：术后 3 天，扩张的引流静脉内血栓形成，无新发神经系统症状和体征。

图 11-3 介入栓塞过程

病例分析

（1）诊断：老年男性患者，有高血压病史，但出血部位及形态为非典型高血压出血的表现。对自发性脑出血，均应做 CTA 筛查；对 CTA 怀疑血管病变者，需进一步做 DSA 检查以确诊。鉴别诊断：高血压性脑出血、脑动静脉畸形、烟雾病等。

（2）治疗方法：该 DAVF 为 Cognard Ⅳ 型 /Borden Ⅲ 型，且伴有自发性脑出血，故需要干预治疗的指征明确。根据此病变部位、血管构筑、出血时间、周围脑组织情况，以及患者年龄、神经系统症状和体征等综合因素，首选 EVT。本例动脉入路微导管可方便到达瘘口，故栓塞效果良好。

（3）治疗时机：DAVF 出血后，2 周内再出血风险为 35%（本

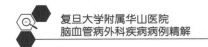

例出血后至治疗，1月余未再出血），但致死、致残率较动脉瘤性或 AVM 性出血低。在急性期，出血可导致病变的范围和血管构筑显示不清，影响疗效。所以，手术时机仍有争议。对出血的 DAVF，可在急性期先予 DSA 诊断，如果发现出血相关高危因素，如动脉瘤、瘤样结构、高流量瘘口等，可先行栓塞，其他在二期治疗时再处理。

📋 病例点评

DAVF 约占所有颅内血管畸形的 10%。其病因仍不明确，多数为后天获得性疾病，由静脉窦狭窄闭塞、外伤、感染和放疗等引起。临床症状多样，主要取决于瘘口所处位置、流量及引流静脉类型，如突眼、结膜充血水肿、搏动性耳鸣、颅内杂音等；有些无症状，体检时发现；表现为颅内出血者较少见。

CT 及 MRI 可见不规则异常扩张的血管影，CTA、MRA/MRV 均为无创、简便检查，可用于 DAVF 的筛查，特别适用于出血 DAVF 的检查，而全脑 DSA 是诊断的金标准。

目前多根据引流静脉情况对 DAVF 进行分类，以 Borden 和 Cognard 分型常用（图 11-4）。自然史仍不明确，但多数呈进展性发展，少数自愈，部分保持稳定。

①非进展型：无皮层静脉回流的 DAVF（Cognard Ⅰ 型、Cognard Ⅱ a 型或 Borden Ⅰ 型）属偏良性的病变，年出血率为 2%。无症状者，可以随访；轻微症状者，对症治疗。有些可行压颈疗法，疗效取决于部位及病变流量，总有效率为 20% ～ 30%。

②进展型：有皮层静脉回流的 Cognard Ⅱb ～ Cognard Ⅴ型或 Borden Ⅱ、Borden Ⅲ型 DAVF，年出血风险为 8.1%，需干预治疗。治疗方法有 EVT、开放手术、放射及综合治疗。

（1）EVT：

EVT 是首选的治疗方法。一般使用液体栓塞剂（NBCA，Onyx，Glubran 等），对少数高流量病变，需要结合微弹簧圈来封堵瘘口，必要时可使用可脱性球囊。根据 DAVF 的血管构筑，可选择经动脉、经静脉或经动静脉联合入路进行栓塞。

1）经动脉入路：

适应证：有方便到达瘘口的动脉路径。

本例主供血路径为脑膜中动脉，入路操作相对安全，且血管比较平直，微导管容易到达瘘口。到达瘘口后，需微导管手推造影确定瘘口、周围血管结构及静脉走向。除了栓塞瘘口外，可栓塞小段引流静脉以防疾病复发。

2）经静脉入路：

适应证：①动脉路径血管细小、弯曲，难以到达瘘口；②供血动脉存在颅内外危险吻合；栓塞剂反流可致严重后果；③供血动脉涉及脑神经供血（如咽升动脉后支）；④有能到达瘘口的静脉通路；⑤所选择的静脉，在瘘口旁可以阻断而不影响主要静脉回流。

可采用双导管"高压锅"技术来促进液体栓塞剂向瘘口的弥散，以及减少静脉的过多反流。

3）经动静脉联合入路：

适应证：①经单一动脉或静脉入路难以取得较好疗效者；

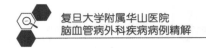

②大型、复杂、高流量、多瘘口的 DAVF。

一般通过动脉入路来消除出血等危险因素（动脉瘤、瘤样结构等），其二是控制瘘口血流量，以利于静脉入路栓塞瘘口。

（2）开放手术：

对于一些特殊部位的 DAVF（前颅底和筛窦区），以及浅表、局限、团块病灶，有时开放手术比 EVT 易行且疗效更好。

（3）立体定向放射治疗：

立体定向放射治疗是综合治疗的重要部分。对小型、局限、低流量和团块型的病灶疗效较好，如 Cognard Ⅰ型或 Borden Ⅰ型，或残留/复发的低流量 DAVF。对弥散型、手术和 EVT 处理困难或危险区域的病灶，立体定向放射治疗可减少 DAVF 的流量和体积。

（4）联合治疗：

对于大型、复杂、高流量的 DAVF，单一治疗仍十分困难，需上述治疗方法组合，如可先行 EVT，再行手术或立体定向放射治疗；或选择复合手术，除发挥开放手术和 EVT 各自优势外，还能克服各自的缺点，如 EVT 微导管到达瘘口困难，而复合手术可直接暴露瘘口或瘘口旁血管（静脉或静脉窦），可直视下穿刺、置管进而栓塞，可术中实时评估瘘口的闭塞情况（如间断造影等）。

随着介入材料种类的丰富和技术的飞速发展，EVT 已是绝大部分 DAVF 治疗的首选方式，并取得了很好的疗效，但 DAVF 仍是最为复杂的脑血管病之一，长期的随访仍是必需的。

DAVF的Cognard分型（1995年）

分型	静脉引流
I型	顺向引流到静脉窦
II型	引流到静脉窦，伴有逆向血流
	IIa只有静脉窦的逆向血流
	IIb只有皮层静脉的逆向血流
	IIa+IIb 静脉窦和皮层静脉均有逆向血流
III型	直接引流到皮层静脉，但无皮层静脉扩张
IV型	直接引流到皮层静脉，伴静脉扩张
V型	直接向脊髓髓周静脉引流

图 11-4　DAVF 的 Cognard 分型

【参考文献】

1. BORDEN J A，WU J K，SHUCART W A.A proposed classification for spinal and cranial dural arteriovenous fistulous malformations and implications for treatment.J Neurosurg，1995，82（2）：166-179.

2. COGNARD C，GOBIN Y P，PIEROT L，et al.Cerebral dural arteriovenous fistulas：clinical and angiographic correlation with a revised classification of venous drainage.Radiology，1995，194（3）：671-680.

3. ERTL L，BRÜCKMANN H，KUNZ M，et al.Endovascular therapy of low- and intermediate-grade intracranial lateral dural arteriovenous fistulas：a detailed analysis

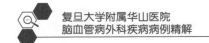
of primary success rates，complication rates，and long-term follow-up of different technical approaches.J Neurosurg，2017，126（2）：360-367.

4. GIOPPO A，FARAGÒ G，CALDIERA V，et al.Medial tentorial dural arteriovenous fistula embolization：single experience with embolic liquid polymer squid and review of the literature.World Neurosurg，2017，107：1050.e1-1050.e7.

5. GIANNOPOULOS S，TEXAKALIDIS P，MOHAMMAD ALKHATAYBEH R A，et al.Treatment of ethmoidal dural arteriovenous fistulas：a meta-analysis comparing endovascular versus surgical treatment.World Neurosurg，2019，128：593-599，e1.

6. BAHARVAHDAT H，OOI Y C，KIM W J，et al.Updates in the management of cranial dural arteriovenous fistula.Stroke Vasc Neurol，2019，5（1）：50-58.

（陈功　秦宣锋　冷冰）

病例 12
延髓海绵状血管畸形
手术一例

病历摘要

【基本信息】

患者女性，36 岁。

主诉：1 个月前出现右肢麻木和呼吸困难。

现病史：患者 1 个月前出现右肢麻木和呼吸困难，当地医院头颅 CT 显示其右侧延髓血肿，进而行头颅 MRI 扫描，诊断为延髓海绵状血管畸形（cavernous malformation，CM）。经过 1 个月的保守治疗，患者初始症状基本消退，来我院接受延髓 CM 切除手术。

既往史：否认高血压、糖尿病病史。

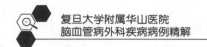
【体格检查】

查体未见明显神经功能异常。

【辅助检查】

术前复查 MRI：延髓深部 CM（图 12-1A，图 12-1B，图 12-1C），锥体束成像见传导束位于病灶前方。

【诊断】

延髓海绵状血管畸形。

【治疗经过】

将患者全身麻醉后，术者从其右侧远外侧入路开颅，暴露延髓。脑干表面无黄染，病灶位置难以确定，以及释放脑脊液后的脑移位导致了导航定位不可靠。术者进一步通过观察延髓表面，发现扩张的脑发育性静脉异常（developmental venous anomaly，DVA，图 12-1D）。仔细结合分析 MRI，可见脑干表面 DVA 与延髓深部 CM 关系密切（图 12-1B）。对 DVA 毗邻区域进行脑干皮层电刺激，无阳性发现后，循着 DVA 路径进入延髓深部（图 12-1E），顺利暴露 CM，并沿其周边整体切除（图 12-1F）。病灶切除后，可见 DVA 内的血流量减少。术中恢复患者自主呼吸，呼吸节律未受影响。电生理监护提示运动与感觉诱发电位全程平稳。患者术后未出现任何新增神经功能障碍，病理诊断为海绵状血管瘤。患者顺利出院，术后 2.6 年随访无再出血或复发。

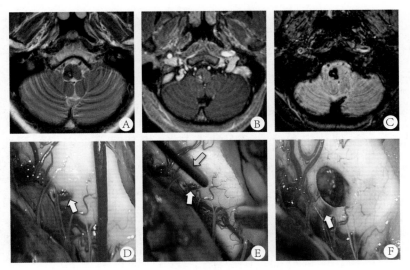

图 12-1　术前 MRI 影像与术中所见

病例分析

　　脑干 CM 手术的关键步骤之一是精确定位病变，从而尽可能减少暴露病灶过程中不必要的脑干损伤。无框架神经导航技术已被广泛应用于脑干 CM 手术入路规划和术中病变定位。然而，在通过适当手术入路暴露病灶所在脑干位置后，外科医生可能会面临 6 种类型的脑干表面观（图 12-2）。浅表脑干 CM 近期大出血破出脑干表面引起的血液染色（图 12-2A）或病变直接突出于软脑膜（图 12-2B）的情况有助于明确定位病灶位置，并可提供天然手术通道。但是，对于深部脑干 CM，术者在脑干表面可能仅能观察到深棕（图 12-2C）或浅黄色（图 12-2D）的含铁血黄素沉着，或者甚至观察不到任何染色（图 12-2E）。需要指出的是，并不能完全保证病变位于含铁血黄素染色部位正下方。因此，对深部脑干 CM

笔记

的暴露存在特殊挑战，有赖对脑干解剖安全区的深入了解，并利用神经导航、脑干皮层电刺激和电生理监护及术中 B 超等技术进行综合判断。在一些情况下，术者还可以在暴露的脑干表面直接观察到扩张的 DVA（图 12-2F），而 CM 和 DVA 可能属于同一疾病谱系，该现象提示术者可以沿着 DVA 静脉路径来定位隐匿性深部脑干 CM。本例验证了这一技术的价值。

需要强调的是，以脑干浅表 DVA 途径暴露深部病灶前必须进行脑干皮层电刺激，确认静脉沿途中无功能性结构存在。如果静脉沿途存在功能性结构，则应绕过 DVA，通过最近的脑干手术安全区进行病变暴露。

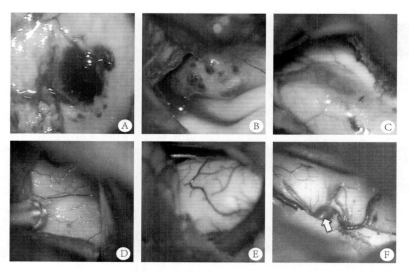

图 12-2　脑干 CM 术中可能出现的 6 种脑干表面观

病例点评

脑干 CM 的生物学行为与其他部位的 CM 殊为不同。其显性出血率显著高于非脑干 CM。脑干 CM 早期出血呈现均一的血肿信号或夹杂少许不规则低信号，在随后 1～6 周随着血肿液化和吸收，高信号背景下呈现出较为典型的海绵状血管瘤特征，但少数微小脑干 CM 仍然仅表现为附于血肿侧壁的小结节灶。CM 显性出血大多表现为头昏、呕吐、肢体麻木、行动障碍、面瘫、吞咽或发音障碍等，少数出现嗜睡，极少数会有生命危险。症状一般会在几天内加重并在此后数周持续缓解，后遗症状可能非常轻微，但有较高的再出血危险，尤其是在前 1 次出血的 2 年内。部分患者可能在短期内反复出血，导致神经功能障碍呈持续或波浪式加重。远期部分患者能够自愈。目前认为脑干海绵状血管瘤占所有颅内海绵状血管瘤的 9%～35%，年出血率为 0.5%～6%，并且年再出血率明显上升。

　　脑干曾被认为是神经外科手术禁区，然而神经导航、fMRI、神经电生理等技术的发展，为脑干部位病变手术的安全性提供了有力的保障。就脑干 CM 而言，首选的治疗方案仍为手术切除。然而对是否手术与何时手术需要高度个体化考虑，关键要看患者症状和 MRI 表现，且不妨提出 3 个问题：①症状是否持续加重或威胁生命？② MRI 是否能够从高信号血肿背景下分辨出脑干海绵状血管瘤病灶？③是否有合适的入路到达病灶？回答分为是（Y）或非（N）。建议：1Y——急诊手术减压。由于脑干水肿和胶质增生带未形成，不强求切除脑干 CM，以免加重脑干急性期损伤；2Y3Y——手术切除病灶，并追求全切；1N2N3Y，MRI 只发现血肿，没有发现脑干 CM 病灶，建议保守治疗并反复复查 MRI，可以每周 1 次，在看清脑干海绵状血管瘤后早期手术。这样做的优

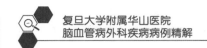

点在于探查目的更加明确，避免病灶遗漏，同时血肿已液化而机化尚未形成，便于减压和分离病灶，并且避开了脑干出血后的水肿高峰期。对反复出血、入路简单者当然更倾向于手术；而病灶部位表浅，向外生长到达或突出于脑干软脑膜表面者，是手术治疗的理想对象。对病灶较小且埋藏于脑干内深部、入路损伤较大者，可先保守治疗，在患者再次或反复出血后手术。

脑干 CM 的手术入路同样是需要高度个体化考虑的问题。经典方案是采用两点法找到距离病灶最近的线路和到达病灶中心点最好的角度，并以此决定手术入路。新的经安全区入路有时会舍近求远，但更有利于保护脑干功能区。解剖上，从脊髓到脑干，中央导管向背侧敞开形成四脑室底部，同时伴随传导束的移位和灰质核团功能柱的形成。敞开的四脑室底部多重要灰质核团。侧方传导束相对次要，应尽可能利用。特别推荐乙状窦后经三叉神经根部周围安全区入路，其对同时突向四脑室底部和脑桥侧方的病灶效果优于经四脑室底部入路。为进一步降低手术入路损伤，提出安全点入路，因为随着显微技术的进步，已经不需要将入路直接朝向病灶的中心，只需要找到一点，通过细致的分离和牵拉，就可以将病灶从侧方拖出并完全切除，必要时还可以用神经内镜辅助探查。在具体运用时，可将脑干海绵状血管瘤的入路分为两步：①暴露脑干表面；②切开脑干表面暴露病灶。第一步根据 MRI 结构相（包括传导束成像）决定体位和切口，缺乏经验者可采用影像融合与虚拟现实技术。经小脑延髓裂入路可以减少小脑损伤，显露四脑室底部和延颈髓背侧；延髓下部和延颈髓交界可采用小脑扁桃体间入路；俯卧位行幕下小脑上旁正中入路可无牵拉下显露中脑背侧和背外侧，下界可达滑车神经根部；脑干腹侧传统采用眶颧经外侧裂入路，内镜下经蝶或经斜坡入路逐渐被术者接受和选择。对位于脑干侧方者，要注意其与神经根的关系；对位于三叉神经上方者，可采用经侧裂或颞下入路；对位于三叉神经下方者适用枕下乙状窦后入路；对位于后组脑神经附近特别是腹侧者，宜采用远外侧入路。第二步需根据脑干局部颜色、形态、核团或重要传导束位置决定脑干表面切开位置。若病灶浅表，显微镜下可见局部黄染或隆起，定位不难；若表面正常则需要根据解剖标记或导航定位决定切开位置。需要注意的是虽然病灶在 T_2 相会比较明显，但直径也会比实际略大，显得更加靠近甚至突出于脑干表面。为避免误导，主张结合 T_1 增强导航。对附近的重要运动结构如锥体束、面神经核等，应采用电刺激精确定位并避开。对凸面皮层下微小的脑动静脉畸形或隐匿性 CM 可通过术中超声进行辅助定位，但脑干 CM 的手术通道深而狭窄，会限制术中超声的使用。因此在本例中，介绍了从脑干表面 DVA 静脉路径寻找隐匿性深部脑干 CM 的技巧。该技巧与从引流静脉定位脑动静脉畸形血管巢的方法非常相似。在综合应用神经导航、脑干电刺激与监护及脑干手术安全区理念的基础上，灵活应用本技术，可帮助神经外科医生更有效地发现此类隐匿性深部病变，避免过多侵入性探查，将脑干实质损伤降至最低。

　　脑干 CM 的切除需要细致、耐心的显微操作，不可贪快。技术要点如下：①先减压后分离。通过释放液化血肿并逐步清除泥沙样血块来降低张力并腾出牵拉的空间。②沿浅黄色柔软胶质增生带分离，超出范围会损伤脑干。但也应该注意不要遗漏病灶，

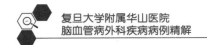

某些滤泡被掩藏在胶质皱襞内，要被剥出来，因为残留不会降低出血概率，反而会升高近期出血概率。要点是在直视下小心维护和分离界面，通过钝性游离，病灶多可被完整取出。③避免热损伤。电凝止血时产生的热量会灼伤脑干组织，所以要尽可能调低电凝功率，并精确电凝。脑干 CM 常有数支细小的供血动脉和引流静脉，应该在分清楚后电凝血管本身而非畸形团或胶质带。注意保护深部相对粗大的 DVA，因为与表面 DVA 不同，深部脑干 DVA 可能会收集更多的髓静脉引流，与脑干实质静脉回流的关系更为密切，因此应严格注意避免损伤，防止出现术后严重的脑干水肿。需谨记恰当的病例选择、良好的入路设计、完善的术中定位和监护是脑干 CM 手术成功的重要前提，最后才是通过精细的显微外科操作来保证手术疗效。

有人认为立体定向放射治疗可以降低脑干 CM 的出血概率，但若与有症状的脑干 CM 自然史比较，立体定向放射治疗后 2 年内的年再出血率为 6.8% ～ 12.5%，但出现症状后的脑干 CM 即便未经治疗，2 年内的年出血率也仅为 6.1% ～ 16.3%，两者差别并不明显。因此立体定向放射治疗能降低脑干 CM 年出血率的依据不足。此外，放射治疗不良反应，如脑干严重水肿、出现继发血管瘤样改变等证据较为确凿，新发神经功能障碍率达 11.8%，因此不建议贸然采用放射治疗。

【参考文献】

1. YU T，LIU X，LIN X，et al.The relation between angioarchitectural factors of developmental venous anomaly and concomitant sporadic cavernous malformation.

BMC Neurol，2016，16（1）：183.

2. MENG G，BAI C，YU T，et al.The association between cerebral developmental venous anomaly and concomitant cavernous malformation：an observational study using magnetic resonance imaging.BMC Neurol，2014，14：50.

3. KALANI M Y，ZABRAMSKI J M，MARTIROSYAN N L，et al.Developmental venous anomaly，capillary telangiectasia，cavernous malformation，and arteriovenous malformation：spectrum of a common pathological entity？ Acta Neurochir（Wien），2016，158（3）：547-550.

4. ABLA A，WAIT S D，USCHOLD T，et al.Developmental venous anomaly，cavernous malformation，and capillary telangiectasia：spectrum of a single disease. Acta Neurochir（Wien），2008，150（5）：487-489.

5. ABLA A A，LEKOVIC G P，TURNER J D，et al.Advances in the treatment and outcome of brainstem cavernous malformation surgery：a single-center case series of 300 surgically treated patients.Neurosurgery，2011，68（2）：403-415.

6. WURM G，SCHNIZER M，FELLNER F A.Cerebral cavernous malformations associated with venous anomalies：surgical considerations.Neurosurgery，2007，61（1 Suppl）：390-404.

7. EL AHMADIEH T Y，AOUN S G，BENDOK B R，et al.Management of brainstem cavernous malformations.Curr Treat Options Cardiovasc Med，2012，14（3）：237-251.

8. GILIBERTO G，LANZINO D J，DIEHN F E，et al.Brainstem cavernous malformations：anatomical，clinical，and surgical considerations.Neurosurg Focus，2010，29（3）：E9.

9. ABLA A A，TURNER J D，MITHA A P，et al.Surgical approaches to brainstem cavernous malformations.Neurosurg Focus，2010，29（3）：E8.

10. GARCIA R M，IVAN M E，LAWTON M T.Brainstem cavernous malformations：surgical results in 104 patients and a proposed grading system to predict neurological outcomes.Neurosurgery，2015，76（3）：265-277.

11. ZAIDI H A，MOONEY M A，LEVITT M R，et al.Impact of timing of intervention among 397 consecutively treated brainstem cavernous malformations.Neurosurgery，2017，81（4）：620-626.

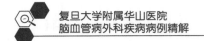

12. YAGMURLU K，KALANI M Y S，PREUL M C，et al.The superior fovea triangle approach：a novel safe entry zone to the brainstem.J Neurosurg，2017，127（5）：1134-1138.

13. CAVALCANTI D D，PREUL M C，KALANI M Y，et al.Microsurgical anatomy of safe entry zones to the brainstem.J Neurosurg，2016，124（5）：1359-1376.

14. RECALDE R J，FIGUEIREDO E G，DE OLIVEIRA E.Microsurgical anatomy of the safe entry zones on the anterolateral brainstem related to surgical approaches to cavernous malformations.Neurosurgery，2008，62（3 Suppl 1）：9-15.

15. YANG Z，ZOU X，SONG J，et al.Follow the venous path to the hidden lesion：a technical trick in brainstem cavernous malformation surgery.World Neurosurg，2021，154：44-50.

（杨紫潇　朱巍）

病例 13
经终板切除下丘脑海绵状
血管瘤一例

病历摘要

【基本信息】

患者女性，46岁。

主诉：头痛且易疲劳2个月。

现病史：患者2个月前无明显诱因出现头晕、乏力，起初患者并未重视，后症状逐渐加重，遂至当地医院就诊，行头颅CT提示鞍上占位，进一步查MRI提示三脑室前方病灶。后至我院就诊。患者患病期间无恶心、呕吐，无体型改变，无月经紊乱，无精神状态改变，无多饮、多尿，无视觉、听觉障碍，为进一步诊治收住入院。

既往史：无特殊。

【体格检查】

GCS 评分 15 分，双侧视力 1.0，视野无缺损，肢体活动感觉无异常，病理反射（－）。内分泌激素水平正常，尿量约 1500 mL/d。

【辅助检查】

头颅 CT：左侧下丘脑圆形高密度病灶，约 2 cm。

头颅 MRI：病灶可能为出血后的混杂信号（图 13-1）。

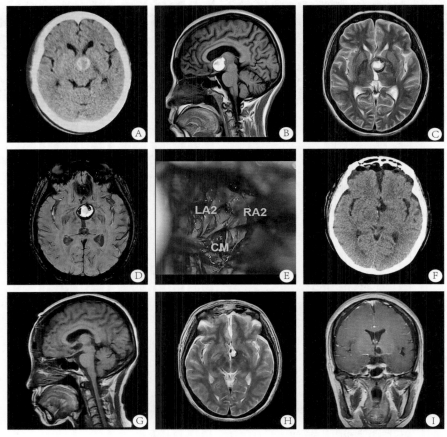

A：头颅 CT 可见下丘脑高密度类圆形病灶；B：磁共振 T_1WI 高信号内部混杂低信号；C：磁共振 T_2WI 高信号伴周围低信号环；D：磁共振 SWI 混杂信号伴周围低信号环；E：术中所见，于两侧 A2 之间，前交通动脉上方打开终板切除病灶；F、G、H、I：术后影像学资料提示病灶全切除。

图 13-1　术前、术中、术后影像学资料

【诊断】

术前诊断考虑为左侧下丘脑海绵状血管瘤。考虑到病灶位置形态，颅咽管瘤不除外。

【治疗经过】

完备术前检查后，全身麻醉下行经纵裂、经终板下丘脑病灶切除，术中见典型海绵状血管瘤表现伴陈旧性血肿，沿边界完整剥离病灶。术后 MRI 提示病灶全切除，无新发神经功能障碍，术后 7 天拆线，顺利出院。术后病理显示海绵状血管瘤，予门诊定期随访。

病例分析

患者系中年女性，因头痛等不典型症状检查发现左下丘脑占位。术前检查未发现明显阳性体征，下丘脑相关激素水平亦正常。影像学检查提示左侧下丘脑有 2 cm 左右病灶，头颅 CT 提示病灶为稍高密度。磁共振 T_1 显示病灶为高信号，T_2 亦显示病灶为高信号，周围有低信号环。CTA 未见明显异常。结合 CT 及 MRI 表现考虑海绵状血管瘤伴出血可能性最大，第三脑室前部常见的病灶如颅咽管瘤也不能排除。考虑到患者年龄较小，病灶体积比较大，占位效应明显，而且有反复出血史，因此建议手术治疗。术前需仔细读片，了解前交通动脉复合体、视交叉与病灶之间的相对位置。在患者全身麻醉成功后，取其平卧位，头后仰，上半身抬高，最终使头高于心脏而利于控制颅内压，且手术径路方向位于术者舒适角度，头架固定，进行导航注册。冠状切口，皮瓣尽量翻向

额底，平颅底过中线右侧额底骨瓣成形，切开硬脑膜，避开回流
至矢状窦静脉，仔细分离纵裂，保护好前动脉的穿支血管，于胼
胝体膝部下方前交通动脉上方切开终板，见黄染组织及陈旧性出
血，于内部吸出血肿减压后，沿病灶周围完整分离，最终全切。
仔细止血后，硬脑膜水密缝合，骨瓣复位，皮下留置负压引流管
1 根，逐层缝合皮下皮肤。术后出现一过性尿崩，予对症处理。
常规监测血糖电解质激素水平等，患者未出现明显下丘脑反应。

病例点评

　　海绵状血管瘤又称为海绵状血管畸形，是隐匿性血管畸形的
一种，因其外表形似海绵，故得其名。海绵状血管瘤的发现率为
0.34% ～ 0.53%，临床上发病年龄多见于 20 ～ 50 岁。海绵状血
管瘤呈现散发性和家族性 2 种发病形式，其中家族性病灶有遗传
倾向。癫痫和出血是海绵状血管瘤最常见的临床表现，患者的年
出血率为 1.3% ～ 2.3%。随着现代人就医意识的增强，偶然发现
的无症状海绵状血管瘤比例逐渐增高。MRI 检查是诊断海绵状血
管瘤最主要的影像学手段。T_2/GRE 序列被推荐用于观察和诊断海
绵状血管瘤。SWI 序列对铁离子及脱氧血红蛋白有着非常高的灵
敏度，是目前唯一能够确定未出血海绵状血管瘤的影像学方法，
其发现家族性海绵状血管瘤病灶数目的灵敏度高于 T_2/GRE 序列。
手术治疗切除病灶可以预防海绵状血管瘤再出血。脑实质深部的
海绵状血管瘤包含重要的神经传导束及核团，出血往往引起各种
症状的急性发生。血肿吸收和机化以后症状可能得到缓解，但是

随着病灶反复的出血，症状得到缓解的概率逐渐降低。因此，对于该病例，占位效应明显且有反复出血的病史，病灶的部位虽然深在但有可以选择且相对安全的手术入路。基于以上考虑，建议积极进行手术干预。

关于手术入路的考虑如下。

（1）经室间孔入路：上级入路包括经皮层和经胼胝体入路。本例无室间孔扩大，无法提供足以完整切除肿瘤的通道，可以切断透明隔静脉、分离脉络膜裂以扩大操作空间。该入路对第三脑室最前方显露欠佳，无论经皮层或经胼胝体入路都需要破坏正常功能、结构。

1）经额叶皮质造瘘–侧脑室–室间孔入路：不损伤汇入上矢状窦的引流静脉及胼周动脉，皮质入路后造瘘口不易闭合，可导致硬脑膜下积液和脑组织塌陷。

2）经前纵裂–胼胝体–侧脑室–室间孔入路：解剖位置恒定，到达第三脑室的距离比经皮质入路短；不切开皮质，不破坏脑组织，减轻额叶损伤，一般术后不发生癫痫；在第三脑室内向前后显露和探查的范围较大，对第三脑室前深部显露良好，且与脑室大小无关。但需要切开胼胝体，损伤其正常功能。

（2）经前纵裂–胼胝体–穹隆间入路：有损伤穹隆和导致记忆障碍的风险。

（3）经终板入路：终板为第三脑室前壁的窗户，上级入路包括额下经终板、内镜经鼻和经纵裂入路。

1）额下经终板：可经翼点、眶颧、眶上锁孔开颅。入路相对简单熟悉，需要尽量抬起额叶，经终板进入第三脑室前下部。手

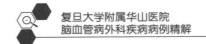

术通道狭窄，容易过度牵拉额底，终板暴露有限，无法扩展。存在很多手术盲点，包括第三脑室后方、上方及同侧下丘脑壁。

2）内镜经鼻–鞍结节–终板：病变主体位于视交叉上方，视交叉下方无肿瘤自然撑开的间隙。对内镜下视交叉上方病变亦需切开终板，视神经后方暴露操作皆受限制，手术自由度受视交叉和前交通动脉位置限制较大，无内镜下理想操作间隙，增加操作难度及手术风险。术后可能出现嗅觉异常、脑脊液漏、脑膜脑膨出，需谨慎选择该入路。

3）额底–纵裂–终板：切口最大，对正常功能影响最小，实际上最"微创"。除终板外对其他组织结构均予以保留。能够在直视下分离肿瘤，这是保护下丘脑的关键措施。

4）前纵裂–胼胝体膝–终板：与额底纵裂入路名称、路径相似，但实际理念有异。其骨窗前缘不够低，术中观察第三脑室的角度受到限制。有时为了扩大术野需将胼胝体膝部切开，增加正常结构的损伤。

深部海绵状血管瘤的手术，关键在于选择合适的手术入路。本例病灶位置位于第三脑室前部、一侧下丘脑内。下丘脑结构虽微小，却具有极为重要的机体功能，包括血管系统调节、睡眠调节、代谢调节、产生应激、体温调节、维持水和电解质平衡，以及控制食欲、性行为、内分泌及免疫反应等。术前影像学评估和计划选择最佳手术入路，术中磁共振导航和电生理监护，都可显著降低术中损伤和术后神经功能障碍的发生。

【参考文献】

1. 周良辅.现代神经外科学.3版.上海：复旦大学出版社，2021.

2. HAN M S，MOON K S，LEE K H.Cavernous hemangioma of the third ventricle：a case report and review of the literature.World J Surg Oncol，2014，12（1）：237.

3. ELSHAMY W，BURKARD J，GERGES M，et al.Surgical approaches for resection of third ventricle colloid cysts：meta-analysis.Neurosurg Rev，2021，44（6）：3029-3038.

4. KATSEVMAN G A，RAZZAQ B，SERRANO C A.Hypothalamic cavernomas：pediatric case report with 8.5-year follow-up and review of the literature.World Neurosurg，2021，146：6-13.

（赵帆　陈亮）

病例 14
多模态影像指导复合脑血流重建精准治疗烟雾病一例

📋 病历摘要

【基本信息】

患者男性，45 岁。

主诉：记忆力减退伴反应力下降 1 年。

现病史：患者 1 年来无明显诱因逐步出现记忆力减退伴反应力下降，外院 MRI 提示右侧颞、顶、枕叶陈旧性脑梗死，为进一步诊疗收治我科。

既往史：无高血压、糖尿病、高脂血症、冠心病及甲状腺功能亢进病史，否认外伤、手术史，否认药物、食物过敏史。每日吸烟 20 支，无嗜酒。

【体格检查】

身高 175 cm，体重 75 kg，神志清楚，言语流利，四肢肌力及双侧肌张力正常，余查体无特殊异常。入院后行全套神经心理学量表评估，其中简易精神状态检查量表得分 19 分，记忆与执行筛查量表得分 32 分（执行力子量表 16 分），画钟测试得分 18 分，Boston 命名测验得分 26 分，并通过流调用抑郁自评量表排除卒中后抑郁，经综合判断，患者存在记忆、执行力及视－空间功能损害，语言功能无损害。

【辅助检查】

头颅 MRI 平扫复查：未见新发脑梗死（图 14-1）。

头颅 ASL 及 PET 评估：双侧额、颞、顶、枕及基底节区多发低灌注及低代谢，以右侧为重，右颞、枕叶存在部分灌注及代谢缺损区域（图 14-2）。

全脑血管造影检查：证实烟雾病诊断，双侧 Suzuki 分期均为Ⅲ期，未见颈外动脉系统向颅内代偿（图 14-3）。

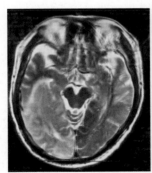
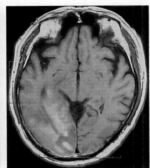
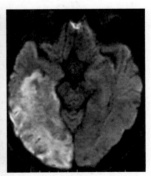

图 14-1　头颅 MRI 平扫复查，未见新发脑梗死

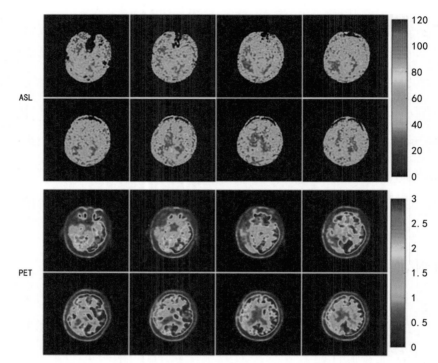

图 14-2　头颅 ASL 及 PET 均提示双侧额、颞、顶、枕及基底节区多发低灌注及低代谢，
以右侧为重，右颞、枕叶存在部分灌注及代谢缺损区域

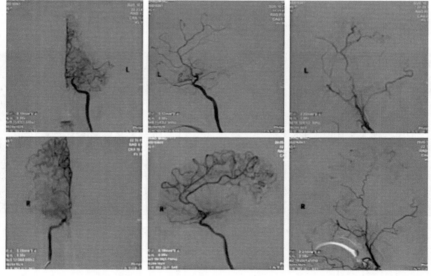

图 14-3　全脑血管造影证实烟雾病诊断，双侧 Suzuki 分期均为 III 期，未见颈外动脉系
统向颅内代偿

【诊断】

烟雾病。

【治疗经过】

予以丙戊酸钠口服预防癫痫，并进行充分的术前准备。

在制订术前计划时，考虑患者以认知功能障碍发病，DSA 提示双侧烟雾病明确且自发代偿不足，多模态影像融合提示右颞、枕叶陈旧性脑梗死，且伴随大片低灌注和低代谢区域，决定行右侧复合脑血流重建手术，即颞浅动脉–大脑中动脉吻合术结合脑–硬脑膜–肌肉血管融合术，术中注意识别低灌注区域，同时应避开极低代谢或代谢缺损区域。与家属谈话并获得知情同意后，行右侧复合脑血流重建手术。

对患者行全身麻醉后，首先将脑结构（MRI T_1/T_2）、脑血管（DSA）、脑灌注（ASL）及脑代谢（PET）数据在导航仪中进行影像融合，并依靠无创导航架进行导航注册（图 14-4）。开颅顺利，通过导航棒定位术野中低灌注区域和低代谢区域，同时确认无代谢区域范围，随后剪开硬脑膜，在备选区域平前颅底方向，平行放置 2 片多导联皮层电极片进行皮层脑电图（electrocorticogram，ECoG），无间断采集脑电信息。随后，一方面通过吲哚菁绿造影及其分析软件 FLOW 800，对手术区域大脑中动脉皮层分支的血流动力学进行分析；另一方面通过观察皮层分支周边脑电信号强度，综合脑血流动力学及神经电生理信息，选取适宜的动脉作为受体血管，进行颞浅动脉–大脑中动脉分支动脉的端–侧吻合。血管吻合后松开临时阻断夹，进行吲哚菁绿造影，确认桥血管通畅情况及是否存在吻合口狭窄。随后通过 FLOW 800 进行吻合区域的脑血流动力学分析，与术前对比，评价脑血流动力学改善情况，并通过持续的电生理改变观察血管吻合后局部的神经电生理变化（图 14-5）。对该患者血管吻合后，可以观察到受体血管血流动力学的明显改善，以及吻合口邻近电极信号的明显活跃。考虑到手术后有发生过度灌注的可能性，拟术后密切观察，监测血压，待患者完全清醒后，再返回 NICU。

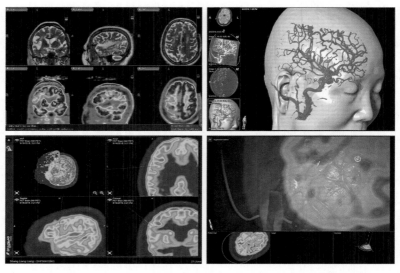

图 14-4 将脑结构（MRI T1/T2）、脑血管（DSA）、脑灌注（ASL）及脑代谢（PET）数据在导航仪中进行影像融合，并依靠无创导航架进行导航注册

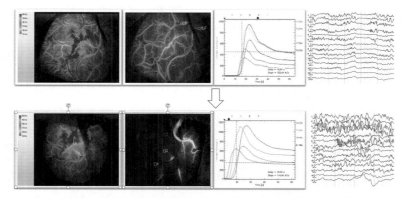

图 14-5 吲哚菁绿造影观察桥血管通畅情况的同时，关注受体血管周边神经电生理改变情况

笔记

手术过程顺利，手术时间约 3 个小时。术后患者逐步苏醒，拔除气管插管，复查 CT 无异常后，安返 NICU。17：00 许患者突发口吐白沫、四肢抽动、意识丧失，双侧瞳孔散大，直径均为 5 mm，对光反射消失。因已有预判，立即予以床旁地西泮 1 支静脉注射，癫痫发作停止，神志渐清，双侧瞳孔直径缩小至 3 mm，对光反射灵敏，四肢肌力、肌张力可。头颅 CT 检查未见颅内出血，至次日晨口服丙戊酸钠。1 周后患者拆线并出院，后未再发作癫痫。6 个月后患者入院复查，已停用丙戊酸钠，复查全套神经心理学量表，其中简易精神状态检查量表得分 21 分，记忆与执行筛查量表得分 47 分（执行力子量表 21 分），画钟测试得分 20 分，Boston 命名测验得分 27 分，并通过流调用抑郁自评量表排除卒中后抑郁，经综合判断，患者记忆、执行力及视 - 空间功能损害均较前好转，语言功能无改变。随后复查 ASL，提示右额、颞、顶、枕及基底节区灌注较前好转，复查脑血管造影，结果提示桥血管通畅，松岛分级 A 级（图 14-6）。

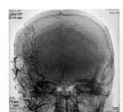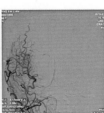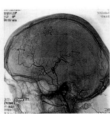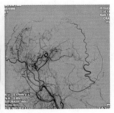

图 14-6　脑血管造影复查提示桥血管通畅，松岛分级 A 级

病例分析

　　患者系中年男性，因记忆力减退伴反应力下降发现脑梗死，

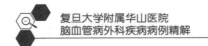

随后被诊断为烟雾病。根据症状及影像学表现，患者认知功能损害主要表现为记忆、执行力及视－空间功能损害，与右侧广泛低灌注可对应；另外根据头颅 ASL 及 PET 结果，患者右侧低灌注及低代谢程度和区域均较左侧为重，遂判断右侧脑缺血更为严重，拟行右侧复合脑血流重建手术。为规避灌注及代谢缺损区域，对本例患者应用术中多模态影像融合导航。

在手术过程中，首先将术前扫描的多模态影像融合，并通过导航设备进行注册和骨窗内定位，随后在骨窗内剪开硬脑膜后，通过显微镜增强现实技术，再次进行多模态影像的体表投射。这一操作的目的是精准识别和避开灌注和代谢缺损的区域，可以有效降低发生再灌注损伤的概率。尤其对于本例患者，术前已明确在术野内皮层下脑实质内存在代谢缺损区域，但术中凭借肉眼又难以识别，多模态影像指导的导航有助于识别并避开这些血管吻合危险区域。

手术过程中应用 ICG-FLOW 800 可以实现对手术区域局部脑灌注情况的判断及术后灌注改善情况的即刻识别，具有实时、准确和可重复性的特点。该分析可以同时标记手术区域内若干感兴趣血管区域，生成延迟时间－荧光强度曲线及曲线斜率，这些参数分别代表局部的脑血容量、达峰时间和脑血流量，辅助术者的临床决策。此外，术中进行皮层脑电图的目的有二：一是再次明确血管吻合区域神经元的活性，根据受体血管所在皮层的脑电信号（实时但定位差），再结合局部 PET 信号（非实时但定位准），可综合判断该区域的神经元活性，决定是否在此区域行血管吻合；二是监测血管吻合术后局部神经元活性改善程度，若改善非常明显或出现棘慢波，需要警惕术后过度灌注及癫痫的可能性。ECoG分析主要通过计算 beta 波段的功率谱密度，其中反映术后改变的部分参数与术后症状密切相关，可以作为预测术后并发症的有效影像学标志。本例患者血管吻合术后局部脑电信号明显活跃，已预警术后可能出现癫痫，在静脉用丙戊酸钠的同时，床旁备地西泮及咪达唑仑，虽然复苏后有癫痫发作，但处理及时，患者预后良好。

患者 6 个月后复查，记忆、执行力及视－空间功能损害均较前好转，多个认知网络核心脑区的功能好转，ASL 提示相应脑区的灌注改善，脑血管造影提示松岛分级 A 级，"血管－灌注－功能"三个层面一致得出手术效果良好的结论，说明在多模态影像指导下行复合脑血流重建手术，可以显著改善患者的认知功能，具有可行性和有效性。

病例点评

烟雾病是一种慢性缺血性脑血管病，其临床特征如下：①好发于儿童及中青年，但个体发病年龄不同；②发病隐匿，进展缓慢，就诊时多已出现卒中症状；③双侧病程不一致；④症状轻重由局部血流灌注决定，与局部神经元代谢密切相关；⑤目前常用的 Suzuki 分期基于血管形态而非临床结局，不能真实反映病情轻重。烟雾病的治疗如下：①抗血小板药物应该用于脑梗死急性期或作为术后早期的辅助用药，目的是在等待手术及术后早期的时间窗内，预防脑梗死事件；②目前公认有效的治疗方法为脑血管

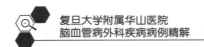
搭桥，可以有效防治卒中事件；③把握手术时机，一旦确诊应尽早手术，但应避开脑卒中的急性期；④术后早期并发症主要包括脑卒中事件和脑灌注异常综合征，早期鉴别两者主要依靠 DWI 是否存在高信号区域。

认知障碍的外科治疗是该病例的一个显著特点。烟雾病伴发的血管性认知障碍，发病机制同样为局部脑缺血引发的相关脑网络的效率较低。所以，一方面，我们应该在术前通过神经心理学评估结合多模态影像分析，明确受损的认知域及损害程度；另一方面，应该在手术计划及手术操作过程中，针对性地改善受损网络局部的血流。通过术中 ICG 及 ECoG 的动态分析，可以明确监测到术后即刻局部血流的改善程度，预测到术后认知功能的改善潜力。

目前国内外烟雾病诊疗，存在手术方式多样化和手术疗效难预测的现象，之所以难以形成统一，主要还是因为烟雾病自身个体差异大、异质性强，而发病机制又不明确。随着中国"脑计划"的逐步开展，"认识脑、保护脑"理念的深入人心，以及多种成像技术的高速发展和有效结合，我们可以逐步将局部神经元集群的细胞代谢、信号传导和血流灌注等信息进行多维度整合，从更全面的角度审视个体的病情，并通过实时术中监测和预警，建立脑血流重建手术的个体化、可视化和定量化评价体系。只有做到个体化评估，才能实现精细化管理，进而有效提高临床疗效。本中心前期研究表明，是否进行多模态影像指导复合脑血流重建手术，术后并发症发生率存在显著差异。由此，我们认为对以烟雾病为典型代表的慢性缺血性脑血管病，多模态影像指导复合脑血流重建手术，可以精准提高治疗效果，推荐应用和普及。

【参考文献】

1. ZHANG X, SU J, YU J, et al.Application of intraoperative electrocorticography in bypass surgery for adult moyamoya disease：a preliminary study.Front Biosci（Landmark Ed）, 2022, 27（1）：26.

2. ZHANG X, NI W, FENG R, et al.Evaluation of hemodynamic change by indocyanine green-flow 800 videoangiography mapping：prediction of hyperperfusion syndrome in patients with moyamoya disease.Oxid Med Cell Longev, 2020, 2020：8561609.

3. ZHANG X, XIAO W, ZHANG Q, et al.Progression in moyamoya disease：clinical features, neuroimaging evaluation, and treatment.Curr Neuropharmacol, 2022, 20（2）：292-308.

4. LIANG L, LEI Y, SU J, et al.Perfusion quantification using arterial spin labeling magnetic resonance imaging after revascularization for moyamoya disease.Annu Int Conf IEEE Eng Med Biol Soc, 2019, 2019：4326-4329.

5. LEI Y, LI Y J, GUO Q H, et al.Postoperative executive function in adult moyamoya disease：a preliminary study of its functional anatomy and behavioral correlates. J Neurosurg, 2017, 126（2）：527-536.

6. LEI Y, LI Y, YU L, et al.Faded Critical dynamics in adult moyamoya disease revealed by EEG and fMRI.Oxid Med Cell Longev, 2021, 2021：6640108.

7. 烟雾病和烟雾综合征诊断与治疗中国专家共识编写组, 国家卫生计生委脑卒中防治专家委员会缺血性卒中外科专业委员会.烟雾病和烟雾综合征诊断与治疗中国专家共识.中华神经外科杂志, 2017, 33（6）：541-547.

（雷宇　顾宇翔）

病例 15
左侧烟雾综合征微创锁孔
搭桥一例

病历摘要

【基本信息】

患者女性，21 岁。

主诉：发作性言语不利及右侧肢体麻木、乏力 3 个月。

现病史：患者既往体检，近 3 个月以来常无明显诱因出现言语不流利，结巴卡顿，有时出现命名障碍，伴右侧肢体麻木、乏力，数分钟内可自行缓解，无后遗症，每周发作 2 ～ 3 次。否认肢体抽搐或意识障碍等异常。当地医院就诊提示左侧烟雾综合征，短暂性脑缺血发作（transient ischemic attack，TIA），予口服阿司匹林 100 mg、qd 治疗后发作频率有所下降，但仍偶有发作，现为进一步治疗收住入院。

笔记

【体格检查】

神志清楚，对答切题，反应稍迟钝，双侧瞳孔等大，直径 3 mm，对光反射灵敏，面容对称，四肢肌力、肌张力可，病理反射（－）。

【辅助检查】

MRI：左侧半卵圆区可见散在腔隙性脑梗死，左侧 ICA 末段、M1 及 A1 起始段管腔狭窄，管壁增厚。

MRA：左侧 ICA 末段、M1 及 A1 起始段未见明显显影。

DSA：左侧 ICA 眼动脉开口以远及左侧 M1 起始段重度狭窄，M1 及 A1 起始段未见显影，局部可见烟雾状血管形成，考虑左侧烟雾综合征（图 15-1）。

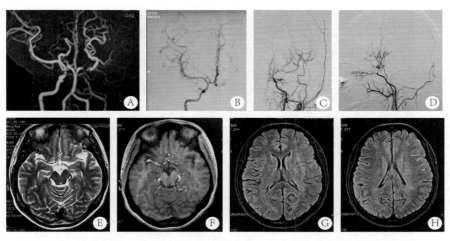

A：MRA 示左侧 ICA 全程纤细，其末段和 M1、A1 起始段未见明显显影；B、C、D：DSA 示右侧 ICA 及其颅内分支无明显异常，左侧 ICA 眼动脉开口以远及左侧 M1 起始段重度狭窄，近全闭塞，A1 起始段未见显影，ICA 末端可见烟雾状血管形成，符合左侧烟雾综合征表现；E、F、G、H：MRI 示左侧 ICA 末段、M1 及 A1 起始段管腔狭窄，向心性管壁增厚，左侧半卵圆区可见散在腔隙性脑梗死。

图 15-1　辅助检查

【诊断】

左侧烟雾综合征。

【治疗经过】

颅内外血流重建是烟雾综合征的首选治疗方案。本例患者采用的术式为微创锁孔下颞浅动脉－大脑中动脉端－侧吻合。

首先通过三维造影选定供体和受体动脉，根据其空间位置关系，选择两者距离最近处作为吻合点。先根据体表定位作 4 cm 的直切口，将下方的颞浅动脉游离备用。以吻合点为中心形成骨孔（直径 1.5 cm），分别修剪供受体动脉后在临时阻断下行端－侧吻合术（图 15-2）。去除少许骨瓣下方，保留颞浅动脉入颅通道。术后即刻 DSA 证实吻合口通畅，桥动脉较术前明显增粗，血流可反灌至 M2 段，进一步灌注更大范围的 MCA 供血区（图 15-3）。

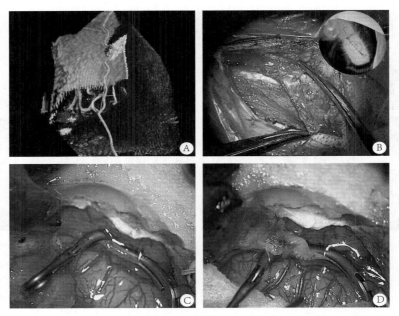

A：术前计划，根据左侧颈总动脉旋转造影的三维重建图像确定供受体动脉和吻合点；B：沿颞浅动脉行程的皮肤切口，长约 4 cm，皮瓣内游离颞浅动脉约 4 cm 备用；C：临时阻断受体动脉两端，注意骨窗范围较小，几无富余的操作空间；D：吻合过程，操作区较深，场景类似深部吻合，脑搏动及脑脊液的潮汐式涌动干扰较大，术野下方的脑棉用于吸除脑脊液时脑组织的保护。

图 15-2　手术过程

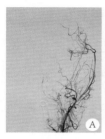 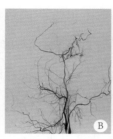 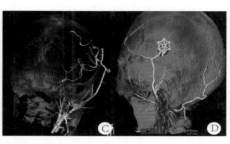

A、B：左侧颈外动脉正侧位造影，证实吻合口通畅，桥动脉血流可反流至 M2；C、D：左侧颈外动脉旋转造影三维重建，示 STA 入颅处及吻合口，STA 管径增粗，骨窗极小，通过钛帽固定封闭，下方保留 STA 的通道，完全无卡压。

图 15-3　术后复查 DSA

随访：一般建议术后 6 个月接受第 1 次随访，包括症状（TIA 频次等）和神经功能评估、脑实质检查（MRI 平扫）、血管形态学检查（DSA 或 MRA 或 CTA，三者选其一即可）和脑血流动力学检查（CT 或 MRI 灌注、SPECT 或 PET 等）。后续的随访一般为术后第 1 年、第 3 年、第 5 年，建议终身随访。脑实质检查主要明确是否有脑梗死、微出血灶或脑萎缩等大脑结构损害；血管形态检查主要评估桥动脉通畅性及是否累及对侧等；血流动力学检查主要了解手术前后脑血流灌注的恢复情况，对复发脑梗死的风险进行预测。

病例分析

本例患者为年轻女性，既往体健，亚急性起病，以语言和右侧肢体功能 TIA 为主要表现，症状与影像学病变定位相符；DSA 提示左侧 ICA 末端、M1 及 A1 三分叉部位重度狭窄，近闭塞样改变，伴烟雾状血管形成，为特征性部位的单侧病变，左侧烟雾综合征诊断明确。

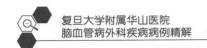

相关鉴别诊断：①烟雾病：需重点排除，因该病多累及双侧，与本例不符，暂不考虑。但是部分患者双侧病变进展不一，在长期随访发现累及双侧时需考虑本病。②动脉粥样硬化性闭塞：中老年人多见，常伴代谢综合征或烟酒史等高危因素，血管病变部位更广泛，前后循环甚至其他器官等均可被累及，多无烟雾状血管形成，MRI 管壁成像常可见病变血管处粥样斑块导致的偏心性狭窄。与本例不符，暂不考虑。

患者临床表现为频发 TIA，抗血小板治疗不仅效果欠佳，且有增加颅内出血的风险，因此颅内外血流重建是首选方案，手术指征明确。但在术式选择上，我们的推荐和患者的需求出现了分歧。对于该患者，联合术式是首选，可以充分发挥直接和间接搭桥的优势，既能快速增加血流，又可最大限度地利用颈外动脉的血流（患者仅 21 岁，血管新生能力多较强）。但是患者对开颅手术充满恐惧和排斥，尤其担心联合术式的大切口及其对容貌外观的影响。

仔细分析血管造影后我们发现微创锁孔搭桥具有可行性，主要基于以下 3 个特征：① MCA 网络保留较好；② STA 发育较好；③供受体动脉之间距离很近。此后在术式选择上我们与患者达成共识。手术过程中的困难和解决方法概括如下。

（1）吻合点的确定。主要根据颈总动脉的三维造影进行选择，过程并不复杂。需要注意的是，由于造影剂在颈内、外动脉远端血管网的充盈时间存在差别，需通过调整导管头位置、高压注射器的推注速度及 X 线的延迟，才能让供受体动脉在感兴趣区同时显影，获得满意的三维重建图像。理想的吻合点应满足 2 个条件，一是供受体动脉距离最短；二是足够大的压强差。幸运的是，本例选择的供受体之间只隔着一层颅骨的厚度。

（2）STA 的分离与骨孔的形成。沿着 STA 行程做线性切口，该行程可以通过血管搏动来确定，也可采用血管造影下路图 + 金属标记的方法，后者同样适用于吻合点的体表定位。STA 游离的范围一般在吻合点近端 2 cm + 远端 1 ～ 2 cm。骨孔以吻合点为中心，直径为 1.5 ～ 2 cm。

（3）吻合过程。这对经验丰富的术者而言并非难事，困难主要来自操作空间小和脑脊液的干扰。有时骨孔太小，无法容纳 2 枚阻断夹，只能用 1 枚夹子同时阻断受体动脉的两端。脑脊液的干扰则可以通过脑棉 + 吸引的方法解决，往往需要在内镜下操作，尤其需要有血管吻合经验的助手配合。总体而言，具备深部血管吻合基础的术者完全可以顺利完成这一端 – 侧吻合操作。

（4）关颅过程。骨瓣复位时需切除部分颅骨，在下方保留 STA 通道以防卡压。值得一提的是，直接用钛帽可以减少固定连接片时对皮肤和桥动脉的牵拉，尤其在切口较短时。有时需对邻近的头皮 – 颅骨间隙进行适当松解以减少卡压。

术后即刻 DSA 复查可见该术式效果令人满意，吻合口通畅，桥动脉增粗，来自 STA 的血流可以逆流至 M2 段，供血范围可达 MCA 的 2/3 左右。根据以往经验，随着桥动脉的正向重塑，其供血效能会有进一步的提升。整个手术过程约 2 小时，失血量 < 50 mL，仅需切口旁 3 cm 左右的备皮范围，术后皮肤等软组织的肿胀很轻微，对容貌的影响极小，3 天后患者顺利出院。

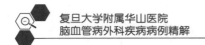

📋 病例点评

烟雾综合征和烟雾病在病因、病理生理、临床转归和治疗等方面有很多相似相通之处，而对两者之间确切的鉴别，既缺少实操性，又没有很大的临床意义，因此目前一般将两者统称为烟雾血管病。治疗上以颅内外血流重建为主，术式五花八门，缺少公认的指南。对于有频发 TIA 的成年患者，行联合手术是较好的选择，既能满足其对血流扩增的迫切需求，又可以充分利用颞肌和硬脑膜等作为潜在的供血来源。但另一面就是大切口、大创伤及对容貌的影响。临床上经常可以看到一些患者由于这种恐惧和顾虑一再错失良机，酿成灾难性后果。

经过数 10 年的发展和探索，STA-MCA 搭桥作为直接搭桥的典型代表，已广泛应用于烟雾血管病的治疗，其临床疗效也不断被验证，基于其潜力巨大的供血效能，甚至被认为是"可变流量搭桥"，而非传统意义上的"低流量搭桥"。我们的经验表明，只要满足 2 个条件，即较好的血管网和供受体血管间足够大的压强差，单纯直接搭桥完全可以有效灌溉 MCA 区域，甚至可以覆盖整个前循环（如双支搭桥）。

回到本例患者，DSA 上可见其血管病变主要局限在 ICA-M1-A1 这个三分叉部位，MCA 网络保留尚完好，只要能保证供受体血管之间的压强差足够大，就有望满足其血流需求。仔细分析其造影图像，尽管 M1 段处有重度狭窄，甚至近全闭塞，但仍能通过局部的 MMA 等吻合支形成前向血流，灌注远端的血管床，即 MCA 区域的血流仍为顺生理方向，在侧裂上方的额叶表面，从下往上看，其血管内的灌注压是递减的。因此，术前计划的时候，我们选择更靠头顶处的 M4 段作为受体动脉。从术后造影来看，该处有足够大的压强差，允许桥动脉血流反灌进入 M2 段，进而供应更广泛的脑组织。

结合文献报道和我们的经验来看，直接搭桥是一种更为高效且聪明的血流重建方式，只需通过端 – 侧吻合的方式接入 MCA 上的任意节点，就能利用原有的血管网络进行供血，范围则取决于前述的网络完整性和压强差大小，即渠道和驱动力。而在后续的血流分配上，会基于"水往低处流"的基本物理规律运行，哪里缺血更严重，灌注压更低，自然会分配到更多的血流，而不需要过多的人工干预。相比较而言，间接搭桥则更为低效，需要通过"定位 – 暴露 – 贴敷"的方式，在供受体组织之间形成新生血管，进行"渗透式"的供血，范围和流量都较为有限，只能灌注皮层和皮层下的表浅组织。

正如开篇所提，这种术式的不足之处是无法充分利用颈外动脉的血流。但是纵观整个手术过程，贯穿始终的"微创"理念，在消除患者恐惧和顾虑的同时，也为后期其他间接搭桥术式保留了各种可能性。皮肤切口仅 4 cm，其余头皮动脉（如颞浅动脉前支、枕动脉或耳后动脉等）均保留完好，颞肌仅纵切 2 cm，几乎不破坏其滋养血管，而这些均可作为补充性手术的供体。随访过程如患者仍有症状，可通过多模态的评估手段，针对缺血区进行其他类型的间接手术，如多处钻孔、颞肌贴敷或硬脑膜翻转，甚至可直接搭桥。

笔记

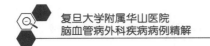

【参考文献】

1. ACKER G，FEKONJA L，VAJKOCZY P.Surgical Management of Moyamoya Disease.Stroke，2018，49（2）：476-482.

2. CHO W S，KIM J E，KIM C H，et al.Long-term outcomes after combined revascularization surgery in adult moyamoya disease.Stroke，2014，45（10）：3025-3031.

3. XU B，SONG D L，MAO Y，et al.Superficial temporal artery-middle cerebral artery bypass combined with encephalo-duro-myo-synangiosis in treating moyamoya disease：surgical techniques，indications and midterm follow-up results.Chin Med J（Engl），2012，125（24）：4398-4405.

4. 徐斌，宋冬雷，毛颖，等.颅内外血管吻合结合间接血管重建治疗烟雾病.中华神经外科杂志，2009，25（2）：102-105.

5. FISCHER G，SENGER S，SHARIF S，et al.Superficial temporal artery to middle cerebral artery bypass via a minimized approach：operative nuances and problem-solving aspects.World Neurosurg，2016，88：97-103.

（廖煜君　徐斌）

病例 16
急性脑梗死机械取栓一例

病历摘要

【基本信息】

患者男性，66 岁。

主诉：突发失语伴右侧肢体偏瘫 1 小时。

现病史：患者入急诊前 1 小时突发右侧肢体无力、言语不清，无明显意识丧失、抽搐发作。约半小时后由救护车送入我院急诊。

既往史：高血压病史 10 年余，服用培哚普利、酒石酸美托洛尔控制；糖尿病史 7 年余，服用二甲双胍控制；心房颤动病史 3 年，不规则服用达比加群，已自行停药。追问病史，患者既往吸烟20年，每日 1 包，目前仍吸烟。患者饮酒30年，平均每日50 g，未戒酒。

【体格检查】

神志清楚，查体欠合作，运动性失语，双侧瞳孔等大、等圆，对光反射灵敏，双眼向左侧不全凝视，右侧鼻唇沟变浅，口角向左侧偏斜，伸舌不能；四肢肌张力正常，右侧肢体肌力 0 级，双侧腱反射对称，右侧 Babinski 征（＋），感觉、共济运动检查不能配合。美国国立卫生研究院卒中量表（The National Institutes of Health Stroke Scale，NIHSS）评分 17 分（右上肢 4+ 右下肢 4+ 言语 3+ 提问 2+ 意识 1+ 凝视 1+ 面瘫 2），GCS 评分 15 分。

【辅助检查】

入急诊后紧急行头颅 CT：未见明显颅内出血。

头颅 CTP：左侧大脑中动脉供血区低灌注，梗死核心 34 mL，半暗带 146 mL。

头颈部 CTA：左侧大脑中动脉 M1 段闭塞（图 16-1）。

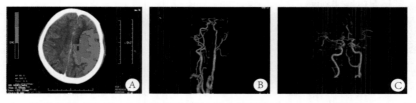

A：患者急诊 CTP 及 mistar 软件分析结果（梗死核心 34 mL，半暗带 146 mL）；B、C：患者急诊 CTA 见左侧 M1 段近全闭塞。

图 16-1　患者急诊 CTA 及 CTP 影像

【诊断】

急性脑梗死。

【治疗经过】

排除禁忌后立即启动静脉溶栓治疗。使用阿替普酶 89.1 mg（患者体重 99 kg）治疗，症状无明显改善，启动静脉溶栓后 2 小时 NIHSS 评分 14 分。

机械取栓：取栓团队立刻启动血管内取栓治疗。全身麻醉下行全脑 DSA 发现左侧大脑中动脉 M1 段闭塞，右侧椎动脉发育不良。遂行左侧大脑中动脉经皮动脉内取栓术。泥鳅导丝支撑下将 6F 90 cm 导管长鞘置于左侧颈总动脉内，将 5F 125 cm 中间导引导管超选入左侧颈内动脉 C3 段内，旋转后选择工作角度，路图下将 soft tip 微导丝缓慢旋转通过闭塞段 M3 段远端，同轴技术将支架导管超选入左侧大脑中动脉 M3 段内，微导管手推造影证实闭塞位于血管真腔（图 16-2）。释放取栓支架，远端、近端全覆盖血栓闭塞段。复查造影支架示位置及打开良好，等待 5 分钟后，关闭滴注系统，将中间导引导管调高至微导管近端，缓慢撤回支架系统，助手同时负压抽吸导管，支架系统进入中间导引导管后快速撤到体外，可见支架内红色血栓。术后造影复查可见左侧大脑中动脉再通，达改良脑梗死溶栓治疗 mTICI 分级 3 级。术中 Vaso CT 未见颅内出血。等待 15 分钟后再次复查血管造影见左侧大脑中动脉再通，灌注明显改善，穿刺到再通时间约 20 分钟。

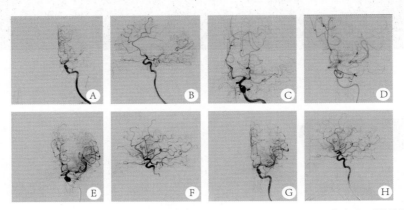

　　A、B：患者左侧大脑中动脉 M1 段闭塞（正、侧位）；C、D：工作角度下微导管到达血栓远端，手推造影证实闭塞位于血管真腔；E、F：术后即刻血管造影见 M1 段再通良好；G、H：术后 20 分钟复查造影。

图 16-2　患者 DSA 造影及取栓过程

术后情况及病房处理：术后患者嗜睡状态，无法对答，可遵嘱活动，右上肢肌力 1 级，右下肢肌力 1 级。术后予阿司匹林抗血小板治疗、阿托伐他汀钙片调脂、培哚普利 + 美托洛尔降压、二甲双胍降糖、抗氧化应激治疗。术后第 1 天 NIHSS 评分 8 分，轻度不完全性运动性失语，右侧鼻唇沟变浅，右侧肢体肌力 2 级，双侧感觉对称，病理反射（＋）。复查头颅 CTP（图 16-3）提示双侧半球灌注基本对称，左侧额、顶叶 CBF 略有降低。术后第 1 周患者可在他人扶持下长距离行走。查体：轻度不完全性运动性失语，右侧鼻唇沟稍浅，右上肢肌力 4 级，右下肢肌力 3 级，感觉系统双侧对称，右侧病理反射（＋）。转康复医院进行神经康复治疗。

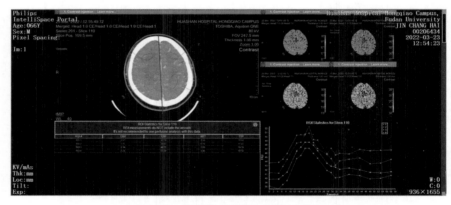

图 16-3　术后第 1 天复查头颅 CT 灌注

病例分析

患者系老年男性，因突发失语伴右侧肢体无力 1 小时入院治疗，NIHSS 评分 17 分，头颅 CT 未见明显颅内出血，头颅 CTP 可见左侧大脑中动脉供血区低灌注，梗死核心 34 mL，半暗带

146 mL。头颈部 CTA：左侧大脑中动脉 M1 段闭塞。患者发病时间在时间窗内，符合再通治疗指征，遂立即行静脉溶栓治疗。静脉溶栓是恢复血流的重要措施，药物包括重组组织型纤溶酶原激活剂（rt-PA）、尿激酶和替奈普酶。rt-PA 和尿激酶是我国目前使用的主要溶栓药，现认为有效挽救半暗带组织时间窗为 4.5 小时以内。根据我国 2018 年急性卒中指南，治疗方案遵循静脉阿替普酶溶栓优先原则，静脉溶栓是血管再通的首选方法（Ⅰ级推荐，A 级证据）。本例患者 rt-PA 静脉溶栓无明显神经功能改善。对静脉溶栓治疗失败的大动脉闭塞脑卒中患者可采取血管内介入治疗（Ⅱ级推荐，B 级证据），于是立即启动取栓治疗。取栓手术采取抽吸＋支架的策略，一次完成血管再通。术后行控制血压、抗血小板、调脂等对症治疗，神经功能恢复良好。急性缺血性脑卒中分为以下 5 型：动脉粥样硬化型卒中、心源性卒中、腔隙性卒中或小动脉闭塞性卒中、其他已知原因的卒中、原因不明的卒中。心源性卒中是由多种可能产生栓子的疾病引起，经血液循环导致脑动脉阻塞的一类脑卒中，常见病因有心房颤动、心脏瓣膜疾病、心肌梗死等，其中心房颤动并发的脑卒中占心源性卒中的 50%～ 67.1%。本例患者有心房颤动病史，药物服用不规则，高度怀疑心源性卒中。

病例点评

急性缺血性脑卒中具有较高发病率、致残率及病死率的流行病学特征，是当前临床医学亟须有效治疗的重要疾病之一。急性缺血性脑卒中治疗的目标是尽可能挽救有梗死风险的缺血区域，以挽救大脑并改善功能预后。在过去的5年里，急性缺血性脑卒中治疗领域不断进展。借助先进的成像技术（计算机断层扫描灌注成像、磁共振弥散加权成像、磁共振灌注加权成像），缺血核心区和缺血半暗带都可以相对准确地显示出来。5项主要随机对照试验（MR CLEAN、ESCAPE、REVASCAT、SWIFT-PRIME、EXTEND-IA）的荟萃分析表明，在大脑中动脉和颈内动脉急性缺血性卒中症状出现后6小时内的患者群体中，机械取栓与药物治疗相比能够显著降低卒中后90天的致残率。同时，两者在研究人群中卒中后90天的死亡率和颅内出血率无显著差异。2018年初，2篇重量级研究相继发表，对传统时间窗提出挑战。DAWN研究根据"临床-影像不匹配"筛选发病6～24小时的适合取栓的前循环大血管闭塞患者；DEFUSE 3研究根据"灌注-梗死不匹配"和最大梗死核心，筛选发病6～16小时的适合血管内治疗的患者。2项研究均得出取栓组获益显著的结果。基于以上研究，AHA/ASA指南及我国2018年指南放宽了机械取栓的时间窗，但"time is brain"的宗旨永远不变，所有的精准影像学评估都应当在不影响出现症状及血管内治疗再灌注时间的前提下进行。

在取栓技术方面，机械取栓包括支架取栓、抽吸取栓、支架联合抽吸取栓等方法。COMPASS、ASTER Trial和Penumbra Separator 3D Trial等多个RCT研究指出，在血管再通率和患者90天神经功能预后方面，吸栓的治疗效果不劣于传统的支架取栓。近期研究结果进一步表明了联合取栓（支架取栓联合吸栓）方式相对单纯支架取栓具有更高的血管再通率。可见直接抽吸作为一线治疗有一定合理性，尽管有时需要联合取栓技术、球囊血管成形术和支架置入术。目前无研究证明哪种血管内治疗方法可作最佳一线治疗取栓技术，首选策略需结合患者具体的影像学特征、闭塞部位和病因学等进行多角度分析，从而实现更快的血管再通，更好地改善患者神经功能预后。本例使用了颅内支撑导管辅助 Solitaire 取栓技术（SWIM），同时使用支架取栓和近距离抽吸 2 种技术发挥协同作用，提高了取栓效率，缩短了再通时间，一次取栓实现血管再通，同时近距离大孔径回吸降低了取栓过程中远端栓塞的风险。

综上所述，大脑中动脉急性闭塞是前循环缺血性卒中的常见类型，若短时间内未实现闭塞血管的再通，患者可能遗留不同程度的神经功能障碍，甚至有生命危险。机械取栓已成为伴有大血管闭塞的急性缺血性卒中的重要治疗手段，得到了大量多中心随机对照研究的证实及指南的一致推荐。

【参考文献】

1. 中华医学会神经病学分会，中华医学会神经病学分会脑血管病学组 . 中国急性缺血性脑卒中诊治指南 2018. 中华神经科杂志，2018，51（9）：666-682.

2. 中华医学会神经病学分会，中华医学会神经病学分会脑血管病学组，中华医学会神经病学分会神经血管介入协作组 . 中国急性缺血性脑卒中早期血管内介入诊疗指南 2018. 中华神经科杂志，2018，51（9）：683-691.

3. GOYAL M，MENON B K，VAN ZWAM W H，et al.Endovascular thrombectomy after large-vessel ischaemic stroke：a meta-analysis of individual patient data from five randomised trials.Lancet，2016，387（10029）：1723-1731.

4. JADHAV A P，DESAI S M，KENMUIR C L，et al.Eligibility for endovascular trial enrollment in the 6- to 24-hour time window：analysis of a single comprehensive

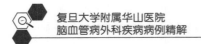

stroke center.Stroke，2018，49（4）：1015-1017.

5. ALBERS G W，LANSBERG M G，KEMP S，et al.A multicenter randomized controlled trial of endovascular therapy following imaging evaluation for ischemic stroke（DEFUSE 3）.Int J Stroke，2017，12（8）：896-905.

（苏佳斌　冷冰）

病例 17
急性大脑中动脉闭塞介入开通手术一例

病历摘要

【基本信息】

患者男性，66岁。

主诉：突发左侧肢体乏力、口角歪斜16小时余。

现病史：患者16小时余前无明显诱因突发左侧肢体乏力、口角歪斜，无意识障碍、眩晕等症状。由救护车转运至当地医院急诊，考虑"脑梗死"，予以静脉补液扩容后症状好转。6小时前患者左侧肢体乏力加重，由救护车转运至我院急诊，CT未见颅内出血，CTA示：右侧大脑中动脉闭塞。CTP示：右侧大脑半球大面积低灌注。头颅DWI示：右侧半卵圆区多发点状高信号梗死灶，考虑"急性右侧大脑中动脉闭塞脑梗死"，立即启动卒中绿色通道，送导管室行血管内介入开通术。

既往史：高血压病史 8 年余，服用硝苯地平，血压控制良好；糖尿病病史 6 年余，服用瑞格列奈，血糖控制欠佳，最高 22 mol/L；3 年前有左侧颞叶陈旧性脑梗死病史；2 周前有短暂性脑缺血发作病史，当时突发左下肢乏力，后症状自行缓解，未服用抗血小板药物；否认心房颤动等心脏病史；有高脂血症数年，服用他汀类药物治疗。

【体格检查】

NIHSS 评分 18 分，左侧部分中枢性面瘫，左侧肢体肌力 0 级，肌张力正常，腱反射（++），左侧 Babinski 征（+）。

【辅助检查】

基线多模态 CT：未见颅内出血（图 17-1A），右侧大脑中动脉 M1 段闭塞（图 17-1B），右侧大脑半球大面积低灌注，MISTAR CTP 提示核心梗死体积 9 mL，半暗带 169 mL（图 17-1C）。

头颅 DWI：右侧半卵圆区多发点状高信号梗死灶（图 17-2）。

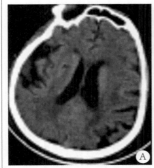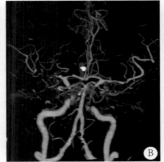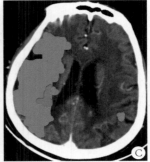

图 17-1　基线多模态 CT

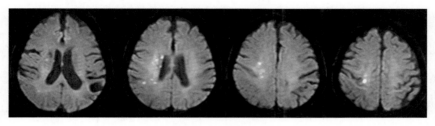

图 17-2　头颅 DWI

【诊断】

急性右侧半卵圆区脑梗死；右侧大脑中动脉 M1 段闭塞；高血压病；2 型糖尿病。

【治疗经过】

急诊行全脑 DSA，备血管内介入开通术。急诊全脑 DSA 提示：右侧大脑中动脉 M1 段闭塞、右侧颈内动脉起始段中度狭窄，右侧大脑前动脉通过软脑膜支向右侧大脑中动脉供血区代偿（图 17-3）。

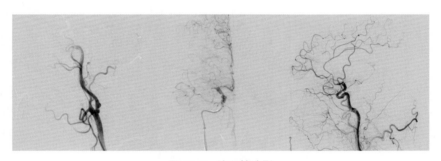

图 17-3　脑血管造影

予急诊行血管内介入开通术。全身麻醉下将 Synchro 0.014 inch 微导丝小心通过闭塞段，Prowler Plus 微导管沿微导丝置于右侧大脑中动脉 M2 段主干，微导管内手推造影证实闭塞位于血管真腔后，将 Solitaire FR 4.0 mm × 20 mm 支架置于右侧 M1 闭塞段，打开支架，复查造影提示闭塞段再通，前向血流恢复。等待 5 分钟后，SWIM 技术拉栓 1 次，支架系统撤到体外，可见支架内暗红色条状血栓（图17-4），再次造影仍提示 M1 段残余重度狭窄。交换 300 cm Floppy 微导丝，Gateway 2.0 mm×15 mm 球囊于狭窄处 6 atm 缓慢扩张 1 次，造影可见残余狭窄约为 50%（图17-5）。观察 10 分钟后再次复查造影，提示狭窄处明显弹性回缩，残余狭窄约为 80%（图17-6）。术中 Dyna CT 未见出血，遂决定行支架置入术。将 Neuroform EZ 3.0 mm×20 mm 支架置于狭窄处精准释放，复查造影提示残余狭窄明显改善，前向血流改善，mTICI 分级 3 级（图17-7）。

随访：术后第 1 天，患者左侧肢体肌力明显改善，NIHSS 评分 7 分，复查头颅 CT 未见新发出血或梗死灶，头颅 CTP 提示右侧大脑半球原低灌注区域血流灌注明显改善（图17-8）。术后 1 个月患者症状基本消失，NIHSS 评分 1 分。

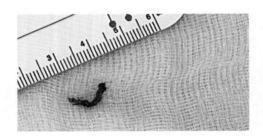

图 17-4　肉眼血栓

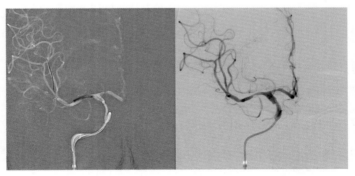

图 17-5　Gateway 球囊扩张

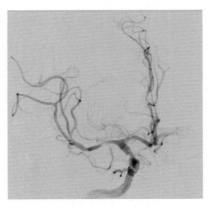

图 17-6　球囊扩张后斑块弹性回缩

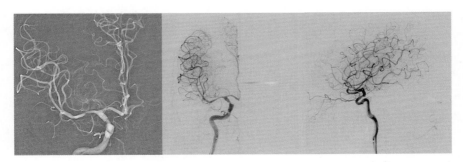

图 17-7　Neuroform EZ 支架置入

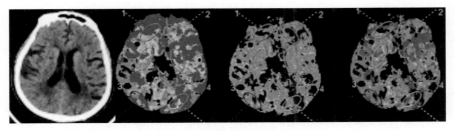

图 17-8　术后 CT 平扫及 CTP

病例分析

结合病史、临床表现，以及 CTA、CTP、MRI 等检查，术前诊断为右侧大脑中动脉 M1 段闭塞、右侧半卵圆区急性脑梗死、高血压、糖尿病。因既往有脑梗死，静脉溶栓属于禁忌证，故急诊行全脑 DSA 和血管内介入开通术。根据 DSA 表现再结合病史，首先考虑闭塞为动脉粥样硬化伴重度狭窄基础上急性闭塞所致，故在右侧大脑中动脉 M1 段闭塞处，采用 SWIM 技术顺利取出血栓，闭塞段再通。但仍残余重度狭窄，故予球囊扩张，扩张后狭窄明显缓解，但之后斑块出现明显弹性回缩，故决定行支架置入术。支架置入术后可见狭窄明显改善，前向血流影像学上达 mTICI 分级 3 级。术后 24 小时予以盐酸替罗非班氯化钠注射液静脉维持预防血栓形成，序贯双联抗血小板药物（阿司匹林 100 mg/d、硫酸氢氯吡格雷 75 mg/d），严格控制血压，并监测血栓弹力图。术后临床及影像学随访可见患者神经功能明显改善及原低灌注区脑血流改善明显，预后佳。

📋 病例点评

　　急性颅内大血管闭塞脑梗死是我国中老年患者常见的急性脑血管病。起病急，症状重，如处理不及时可能产生严重神经功能缺损，致残及致死率高。2015 年至今，国内外已有多中心临床试验研究证实前循环颅内大血管闭塞脑卒中起病 6 小时内首选血管内介入开通；起病 6 ～ 24 小时，符合 DAWN、DEFUSE 3 标准（发病 6 ～ 24 小时的 CTA 证实颈动脉颅外或颅内段或大脑中动脉近端闭塞），小梗死核心且大缺血半暗带（Mismatch CTP 提示梗死核心体积 <70 mL，缺血组织/梗死体积 ≥1.8，缺血半暗带体积 ≥ 15 mL），可选择急诊介入开通。该患者时间窗在 6 ～ 24 小时

（16 小时），头颅 CTA 证实一侧大脑中动脉近端闭塞、核心梗死体积小（9 mL）、缺血半暗带体积大（169 mL），缺血组织 / 梗死体积 ≥ 1.8，符合急诊介入开通的指征。

目前血管内介入开通技术主要有 SWIM（机械取栓）、ADAPT（直接抽吸）、BADDAS（BGC 球囊导管、中间导管直接抽吸、支架取栓相结合）等技术。SWIM 技术是目前应用最广泛的取栓技术，抽拉结合，显著提高了机械取栓的效率。ADAPT 技术则应用大口径中间抽吸导管取栓，与 SWIM 技术相比具有开通时间短、再通率高、血栓逃逸率低等优点，适用于心源性血栓取栓。BADDAS 技术则是 SWIM 与 ADAPT 技术的互补，通过 BGC 球囊导管阻断近端血流、中间导管抽吸及远端支架取栓，能显著提高首次再通成功率，减少血栓逃逸风险，适用于血栓负荷量大的串联病变。

对于颅内动脉粥样硬化伴重度狭窄造成的急性闭塞，首选 SWIM 技术。取栓复流后，重度狭窄可能导致血管再次闭塞，故可予球囊扩张狭窄。球囊扩张后需要耐心观察至少 10 分钟，如果前向血流好，影像学上达 mTICI 分级 2 级以上再通，予结束手术，二期复查或行支架置入术。否则，急诊行颅内支架置入术，一般选用 Enterprise、Neuroform、Solitaire 或 Apollo 支架。

对治疗急性颅内大血管闭塞脑梗死患者，掌握时间窗非常重要，因此需尽可能缩短入院至穿刺、穿刺至再通时间。一站式多模态 CT 评估（CT 平扫、CTA、CTP）简单、易操作，可快速明确有无颅内出血或梗死、颅内血管有无狭窄或闭塞、脑血流灌注情况（核心梗死、半暗带体积）等。启动卒中绿色通道，多学科

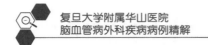
团队（神经内外科、放射科、麻醉科、手术室护理部等）合作有利于手术的快速实施，改善临床预后。同时术后管理非常重要，如严格控制血压、个体化使用抗血小板药物、监测血栓弹力图等，可避免发生术后再出血或梗死。

【参考文献】

1. YOSHIMURA S，SAKAI N，YAMAGAMI H，et al.Endovascular therapy for acute stroke with a large ischemic region.N Engl J Med，2022，386（14）：1303-1313.

2. LANSBERG M G，MLYNASH M，HAMILTON S，et al.Association of thrombectomy with stroke outcomes among patient subgroups：secondary analyses of the defuse 3 randomized clinical trial.JAMA Neurol，2019，76（4）：447-453.

3. JOVIN T G，CHAMORRO A，COBO E，et al.Thrombectomy within 8 hours after symptom onset in ischemic stroke.N Engl J Med，2015，372（24）：2296-2306.

4. TURC G，BHOGAL P，FISCHER U，et al.European Stroke Organisation（ESO）-European Society for Minimally Invasive Neurological Therapy（ESMINT）guidelines on mechanical thrombectomy in acute ischaemic strokeendorsed by stroke alliance for Europe（SAFE）.Eur Stroke J，2019，4（1）：6-12.

5. 国家卫生健康委员会急诊医学质控中心，中国医师协会急诊医师分会，世界中医药学会联合会急症专业委员会.中国急性缺血性脑卒中急诊诊治专家共识.中国急救医学，2018，38（4）：281-287.

6. 中华医学会神经病学分会，中华医学会神经病学分会脑血管病学组，中华医学会神经病学分会神经血管介入协作组.中国急性缺血性脑卒中早期血管内介入诊疗指南2018.中华神经科杂志，2018，51（9）：683-691.

（江汉强　陈功）

病例 18
高血压脑出血开颅血肿清除术一例

病历摘要

【基本信息】

患者男性，62 岁。

主诉：突发意识障碍进行性加重 6 小时。

现病史：患者 6 小时前在家中无明显诱因突发意识障碍，发生时家属在场，家属发现后立即搀扶其平卧于沙发上，过程中无头部磕碰、跌倒等不良事件。患者当即出现意识不清，当时呼之可有反应，后意识障碍进行性加重，伴呕吐，为胃内容物，无明显四肢抽搐，由救护车送至我院急诊。

既往史：既往有心房颤动，长期服用华法林；高血压病史10 年，口服氨氯地平控制血压。

【体格检查】

体温 37.3 ℃，呼吸 15 次 / 分，脉搏 92 次 / 分，血压 185/110 mmHg。神志模糊，GCS 评分 7 分（E2+V1+M4）。左侧瞳孔直径 3.0 mm，右侧 3 mm，对光反射灵敏。全身上下无外伤伤口，肌力等查体不配合。左侧 Babinski 征（＋）。

【辅助检查】

血常规：白细胞 11.18×10^9/L，中性粒细胞百分比 92.5%，血小板 183×10^9/L，血红蛋白 105 g/L，红细胞压积 46.7%。肝、肾功能电解质：丙氨酸转氨酶 32 U/L，天冬氨酸转氨酶 36 U/L，白蛋白 47 g/L，肌酐 63 μmol/L，血钾 4.3 mmol/L，血钠 142 mmol/L。凝血：INR 2.36，PT 12.7 秒，APTT 26.9 秒，纤维蛋白原 4.5 g/L，D- 二聚体 1.95 mg/L FEU，纤维蛋白原降解产物 4.5 μg/mL。血糖 8.3 mmol/L。

头颅CT 和CTA：左侧基底节区巨大血肿，出血破入脑室（图 18-1）。CTA 未见脑动脉瘤等异常血管病变（图 18-2）。

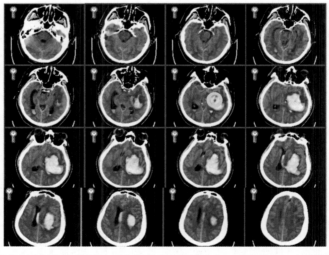

图 18-1 患者入院时急诊头颅 CT，左侧基底节区脑出血，破入脑室，中线移位＞1 cm，左侧环池部分受压，可见明显的"黑洞征"（黄圈处）

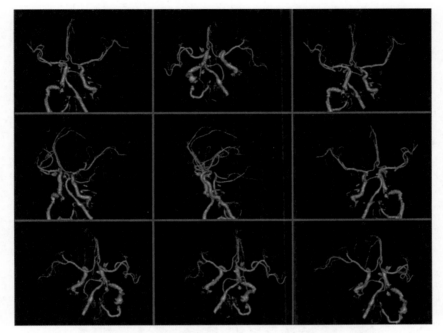

图 18-2　起病后术前头颅 CTA 提示双侧颈内血管走行自然，各段显示清晰，未见中断，未见明显迂曲，管腔未见狭窄，双侧椎动脉、大脑前动脉、大脑中动脉、基地动脉、大脑后动脉各段显示清晰，未见异常血管团影

【诊断】

左侧基底节区自发性脑内出血，出血破入脑室。

【治疗经过】

术前准备时予纠正凝血功能（肌内注射维生素 K_1、使用凝血酶原复合物等）使 INR 在急诊手术前降至 1.2 以内，控制血压（推荐静脉使用降压药物，在 1 小时内将收缩压控制在 140 ～ 130 mmHg），甘露醇脱水，预防癫痫等治疗。手术采用左侧扩大翼点切口，术中初始 ICP 为 29 mmHg，左侧开颅后通过颞中回皮层造瘘手段于显微镜下清除大量凝血块，发现出血点来自豆纹动脉分支，严密止血，脑组织低于骨窗平面，颞肌下减压后予以骨瓣还纳（图 18-3），术后 ICP 为 7 mmHg，术后即刻复查 CT（图 18-4）。

笔记

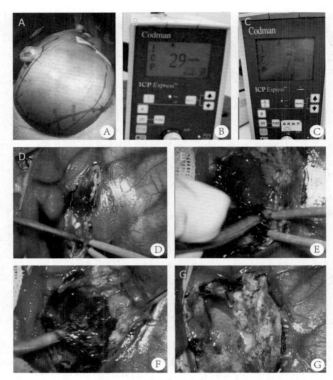

A：手术切口设计；B：ICP 置入后初始颅内压；C：清除血肿、硬脑膜缝合后颅内压数值；D、E、F、G：术中情况，去除骨瓣后，扇形剪开硬脑膜，发现脑组织膨隆明显，通过皮层造瘘手段到达血肿处，可见暗红色血块由内涌出，显微镜下仔细清除血肿、止血。

图 18-3　ICP 监测结果及术中情况

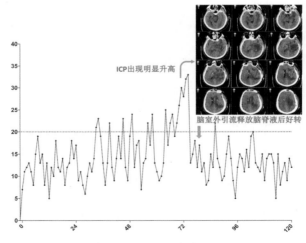

图 18-4　术后即刻头颅 CT

　　术后监测凝血功能，控制血压、颅内压，以期做到维持脑组织足够灌注；通过甘露醇等脱水，根据 ICP 情况动态调整，加强吸痰等处理，48 小时后予低分子肝素桥接预防心房颤动风险。

　　术后第 3 天患者 GCS 评分 10 分（E3+V2+M5），ICP 一过性升高至 30 mmHg，复查头颅 CT 未见颅内出血，予以脑室外引流管释放血性脑脊液后 ICP 控制至正常范围（图 18-5），定期复查脑脊液生化、常规及细菌培养，7 天后拔出 ICP 引流管。术后第 7 天 GCS 评分 12 分（E3+V4+M5），查体部分合作。双侧瞳孔直径 3.0 mm，对光反射灵敏，左侧 Babinski 征（＋）。患者 ICP 正常，复查头颅 CT 中线结构回位，环池及侧裂池清晰，无脑积水（图 18-6），拔除 ICP 引流管及气管插管。

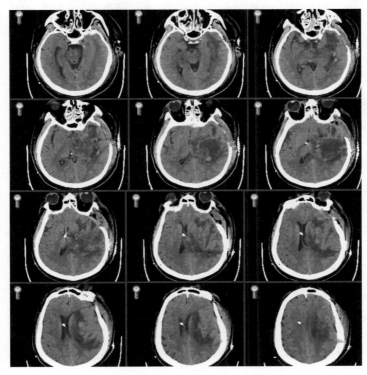

图 18-5　术后第 3 天复查头颅 CT 及 ICP 变化情况

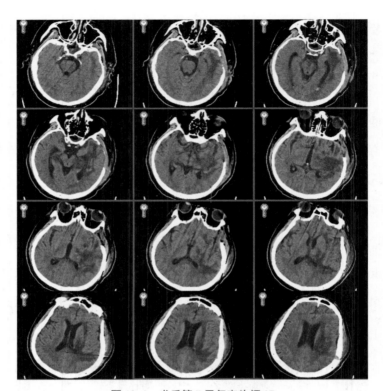

图 18-6　术后第 7 天复查头颅 CT

病例分析

　　本例为典型的服用抗凝药物后发生凝血功能障碍的自发性脑出血患者。鉴别诊断：①外伤性脑内出血：患者可有类似的意识障碍、运动功能障碍发生，但是鉴于患者家属诉患者无外伤病史，可排除该诊断；②颅内动脉瘤性脑内出血：患者可有类似的起病过程、意识障碍及运动功能障碍发生，但 CTA 检查未见明显颅内动脉瘤发生，可排除该诊断。高血压脑出血患者多见于老年人，多伴有糖尿病、脑梗死等基础疾病，在首次问诊中一定注意询问患者基础疾病情况，了解是否应用抗血小板、抗凝药物等用药情况至关重要。

患者有华法林服用病史，INR 异常升高，急需纠正凝血功能，应在急诊手术前逆转凝血功能障碍，采用维生素 K_1 10 mg（最大 20 mg）、凝血酶原复合物等，INR 目标值是 1.2 以内。

患者术前 GCS 评分 7 分；CT 提示左侧基底节区脑内血肿约 60 mL，并破入脑室；中线结构部分右偏，左侧环池受压明显，CT 平扫可见"黑洞征"，提示有血肿增大的风险。患者手术指征明确，由于患者血肿体积较大，术中予放置 ICP，监测术后的颅内压及脑灌注压。

高血压脑出血常见的术式包括开颅显微镜下血肿清除、内镜下血肿清除、导航下血肿抽吸引流等。常规开颅显微镜下血肿清除可充分暴露手术视野，止血比较可靠，对血肿量大、中线移位 > 1 cm、有脑疝风险的基底节脑出血者建议扩大翼点入路，做去除骨瓣减压准备；其缺点是手术创伤较大，大骨瓣减压有一定并发症。内镜下血肿清除优点在于创伤小，但受限于牵拉和角度可能存在止血困难，如患者血肿量较小、无脑疝风险，可选择小切口或内镜微创等手段清除血肿，但是本例患者有凝血障碍、血肿量大，且中线移位超过 1 cm，部分压迫环池，术中未行血肿清除前 ICP 为 27 mmHg，故选择扩大翼点切口。在一些血肿量较小、中线移位较轻的情况下，可以选择直切口开颅，缩短手术时间，减少创伤。

本例手术采用颞中回皮层造瘘的手段清除血肿，而非解剖侧裂，基于本例颅内压较高，分开侧裂存在一定难度，且血肿前极并非紧靠侧裂，则需要尽快清除血肿，达到快速降压。多数患者

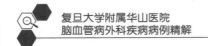
优势半球为左侧，对出血位于左侧的，我们在实际选择造瘘口时一定要考虑保护功能区，避开相关功能区，最大限度保护患者相关功能。对血肿体积较大的，血肿清除后脑内可留下巨大空腔，且术前凝血功能异常，可在血肿腔内留置引流管。

关于骨瓣是否保留的问题，应遵循术前即出现脑疝者、术中脑肿胀者去骨瓣减压原则。本例减压后脑组织低于骨窗水平面，ICP 数值为 7 mmHg，遂予以骨瓣还纳（图 18-4）。

术后管理应围绕监测凝血功能、强化控制血压（收缩压小于 140 mmHg，连续 7 天）、连续监测 ICP（小于 20 mmHg）、维持灌注压在 70 ～ 90 mmHg 等展开。其他治疗包括控制体温、调节血糖、防治癫痫等，在多模态数据监测下确保患者的安全。该患者术后出现颅内压一过性增高，但 CT 复查无明显出血等，予以脑室外引流后纠正。另外甘露醇等脱水药物的使用应该根据颅内压的变化动态调整。术后第 7 天患者 GCS 评分达 12 分，顺利出院转康复医院进一步治疗。

病例点评

对于自发性脑出血患者，根据相关病史及影像学资料诊断目前并不难，比较难的是在急性期制定正确的治疗策略。高血压脑出血患者的预后与急诊室的术前处理是否得当密切相关。急诊应围绕详细的病史采集、积极的血压控制、有效的脑保护、对昏迷患者气道的保护及对生命体征的密切监护开展。

虽然目前研究未能证实围手术期强效降压（140/90 mmHg 以

笔记

下）可改善患者神经功能预后，但是积极、有效地控制血压可减少患者死亡率、降低血肿扩大风险等，对改善患者预后有一定的帮助。相关研究已经提示脑出血患者神经预后不佳的原因之一就是脑灌注不足，而血压控制就是改善脑灌注压的重要手段。如何将血压控制与 ICP 监护联动维持满意脑灌注压，改善脑出血患者的脑灌注，是我们在今后工作中需要关注的。

随着人口老龄化，脑出血患者常伴有基础疾病，最为棘手的是抗血小板药物引起的血小板功能低下和抗凝药物引起的凝血功能异常，因此急诊室的详细病史询问显得极为重要。建议有条件单位在常规凝血功能、血常规的检测基础上开展如血栓弹力图的化验，以进一步明确患者凝血状态。纠正凝血功能异常手段包括使用新鲜冰冻血浆、凝血酶原复合物、冷沉淀、维生素 K_1、氨甲环酸等多种药物，常采取"鸡尾酒"式的药物组合策略。

应该充分开展患者术前影像学检查，排除造影剂过敏和肾功能异常外有条件开展 CTA 检查的均建议开展 CTA 检查，除明确是否存在血管畸形外还可以通过观测是否存在"斑点征""漏出征"这些影像评估再出血的风险。而 CT 平扫也可以通过"黑洞症""漏出征""混合征""岛征"（图 18-7）等评估再出血的风险，为是否进行手术治疗做出及时的判断，提高术前准备的效率。

笔记

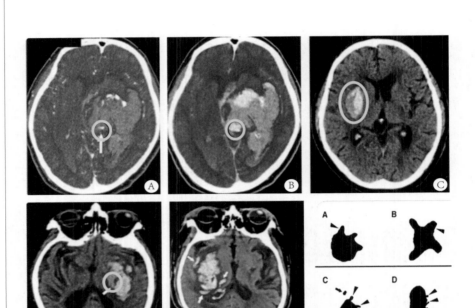

A：斑点征；B：漏出征；C：混合征；D：黑洞征；E、F：岛征。

图 18-7　CT 平扫评估再出血风险

对自发性脑出血患者的手术治疗尚无最佳术式推荐。多项国家多中心研究如 MISTIE、STICH 都未能得出哪种术式最可使患者获益。对术式的选择，需根据患者具体情况选择最合适的方法，如对需要充分减压的患者，应行常规开颅去骨瓣减压；而对血肿较小、位置距离皮层较浅的患者，可以使用内镜、小切口、微创抽吸等手段。目前在进行中的多中心脑出血手术方面研究包括 ENRICH、INVEST 等，这些研究结果将有助于做出更合理的临床决策。

【参考文献】

1. ANDERSON C S, HEELEY E, HUANG Y, et al.Rapid blood-pressure lowering in patients with acute intracerebral hemorrhage.N Engl J Med, 2013, 368（25）: 2355-2365.

2. QURESHI A I，HUANG W，LOBANOVA I，et al.Outcomes of intensive systolic blood pressure reduction in patients with intracerebral hemorrhage and excessively high initial systolic blood pressure：post hoc analysis of a randomized clinical trial. JAMA Neurol，2020，77（11）：1355-1365.

3. ZIAI W C，THOMPSON C B，MAYO S，et al.Intracranial hypertension and cerebral perfusion pressure insults in adult hypertensive intraventricular hemorrhage： occurrence and associations with outcome.Crit Care Med，2019，47（8）：1125-1134.

4. STEINER T，AL-SHAHI SALMAN R，BEER R，et al.European Stroke Organisation（ESO）guidelines for the management of spontaneous intracerebral hemorrhage.Int J Stroke，2014，9（7）：840-855.

5. FRONTERA J A，LEWIN J J 3RD，RABINSTEIN A A，et al.Guideline for reversal of antithrombotics in intracranial hemorrhage：a statement for healthcare professionals from the Neurocritical Care Society and Society of Critical Care Medicine.Neurocrit Care，2016，24（1）：6-46.

6. SADAF H，DESAI V R，MISRA V，et al.A contemporary review of therapeutic and regenerative management of intracerebral hemorrhage.Ann Clin Transl Neurol，2021，8（11）：2211-2221.

7. NAWABI J，ELSAYED S，KNIEP H，et al.Inter-and intrarater agreement of spot sign and noncontrast CT markers for early intracerebral hemorrhage expansion.J Clin Med，2020，9（4）：1020.

8. BARRAS C D，TRESS B M，CHRISTENSEN S，et al.Density and shape as CT predictors of intracerebral hemorrhage growth.Stroke，2009，40（4）：1325-1331.

9. DE OLIVEIRA MANOEL A L.Surgery for spontaneous intracerebral hemorrhage.Crit Care，2020，24（1）：45.

10. POLSTER S P，CARRIÓN-PENAGOS J，LYNE S B，et al.Intracerebral hemorrhage volume reduction and timing of intervention versus functional benefit and survival in the MISTIE Ⅲ and STICH trials.Neurosurgery，2021，88（5）：961-970.

11. HERSH E H，GOLOGORSKY Y，CHARTRAIN A G，et al.Minimally invasive surgery for intracerebral hemorrhage.Curr Neurol Neurosci Rep，2018，18（6）：34.

（虞剑　胡锦）

病例 19
左基底节区脑出血神经内镜手术一例

病历摘要

【基本信息】

患者男性，44 岁。

主诉：右侧肢体无力伴言语不利 1 天。

现病史：患者 2021 年 5 月 18 日午饭后出现右侧肢体乏力，同时出现言语不清，未予重视。2021 年 5 月 19 日症状进一步加重，并呕吐 1 次，呈非喷射性，遂送至我院急诊。入院后测量血压 210/140 mmHg，紧急予以降压等对症治疗，并行头颅 CT 提示左基底节区脑出血，量约 50 mL。CTA 检查未见明显血管畸形及动脉瘤。病程中无明显肢体抽搐、口吐白沫等。

既往史：有高血压，平素不规律服用降压药，血压控制不佳，

160/100 mmHg 左右；吸烟史 20 年，每天 6～8 支；否认糖尿病、心脏病病史，否认阿司匹林、华法林等抗血小板、抗凝药物服用史，否认药物过敏史。

【体格检查】

血压 140/85 mmHg，心率 76 次 / 分，呼吸 15 次 / 分。GCS 评分 11 分（E4+V5+M2），双侧瞳孔等大、等圆，直径 3 mm，对光反射灵敏，右侧肢体肌力 1 级，肌张力正常，左侧肢体肌力 5 级，右侧 Babinski 征（＋），左侧 Babinski 征（－）。头面部未见明显开放性伤口。胸腹部无明显压痛、反跳痛，两肺呼吸音清。四肢未见明显外伤。

【辅助检查】

头颅 CT：左基底节区脑出血，量约 50 mL（图 19-1）。

头颅 CTA：未见明显血管畸形及动脉瘤。

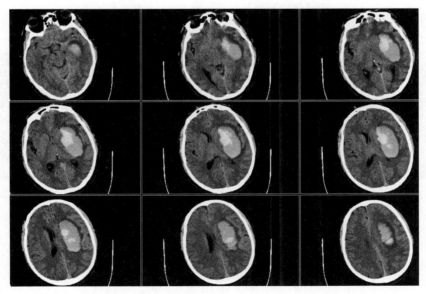

图 19-1　术前 CT 示左基底节区脑出血，量约 50 mL，密度不均明显，提示该患者存在多次出血

【诊断】

左基底节区脑出血。

【治疗经过】

紧急完善术前各项准备，排除手术禁忌后，行神经内镜下左基底节血肿清除术＋右侧颅内压监测探头置入术。根据 CT 图像及体表解剖标志，取冠状缝前切口，内镜下完全清除血肿，止血后血肿腔留置引流管 1 根（图 19-2）。右侧 ICP 置入后显示颅内压 4 mmHg。术后复查 CT 提示血肿清除满意，脑组织结构良好，颅内压不高。术后第 2 天患者 GCS 评分 14 分（E3+V6+M5）。术后第 5 天拔除 ICP 探头及血肿腔引流管。术后第 7 天转康复医院进一步行康复治疗。

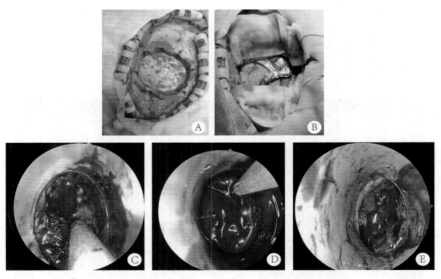

A：形成一直径约 3 cm 骨窗；B：剪开硬脑膜，显露皮层；C：以 endoport 穿刺血肿中心，内镜下吸除血肿；D：缓慢移动 endoport，周边血肿被推挤至镜下；E：检查术区及穿刺道无活动性出血。

图 19-2　术中照片

术后 3 个月随访，患者无再出血，血压控制良好，遗留右侧肢体活动障碍，肌力 3 ～ 4 级，持续康复锻炼中（图 19-3）。

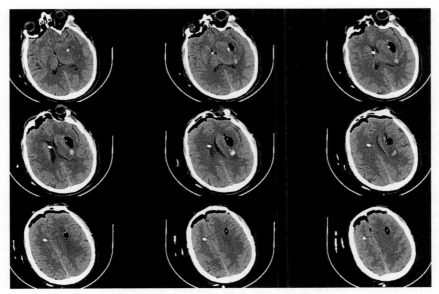

图 19-3　术后复查 CT 提示血肿清除满意，血肿腔留置引流管 1 根，
右侧脑室留置 ICP 探头脑室型

病例分析

　　高血压脑出血在 50～60 岁的高血压患者中最多见，但随着社会的发展，该疾病的发病呈现年轻化的趋势。该患者即为一 44 岁男性，平素即有高血压，但控制欠佳，且从患者头颅 CT 可以看出其曾有多次出血，推测为初次出血后血压控制不佳导致再次出血。入急诊后予紧急降压治疗，具体血压控制策略可参见《2021 高血压性脑出血中国多学科诊治指南》。幕上脑出血量＞30 mL，言语不清，手术指征明确。术前检查未见绝对手术禁忌，尤其未见凝血功能明显异常。结合血肿部位及血肿形态，与家属沟通手术方案，决定采取神经内镜下血肿清除 +ICP 监护置入。

　　脑出血引起的脑损伤是一个二次打击的过程。手术血肿清除

笔记

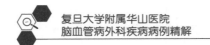

可以减轻血肿的占位效应并减少神经毒性代谢产物，因此可以改善脑灌注，减轻脑水肿并减轻神经元损伤。与传统开颅手术相比，内镜手术对周围正常脑组织的干扰要小得多，可以迅速、彻底地清除血肿，有效减轻继发脑损伤，降低死亡率。借助内镜器械，通过微小通道完成手术，目的是以最小的创伤获得最好的疗效。首先要根据患者头部 CT 结合解剖特征定位血肿的体表投影，标记头皮切口，对处于全身麻醉状态下的患者，取 4 ～ 5 cm 的头皮切口，掀开一直径为 2.5 ～ 3 cm 骨瓣；剪开硬脑膜，按照术前规划以 endoport 穿刺血肿中心，内镜下吸除血肿，见有活动性出血点电凝止血，术区及穿刺道无活动性出血，退镜，逐层关颅。总手术用时一般约 1 小时。本例患者术后恢复顺利，遗留的轻度神经功能障碍可通过加强康复治疗改善。

病例点评

自发性脑出血是指原发于脑实质内的非外伤因素导致的血管自发性破裂出血，在所有脑卒中患者中，脑出血占 10% ～ 20%，死亡率达 50%，超过 75% 的存活患者会遗留不同程度的神经功能障碍。脑出血大部分由高血压和动脉硬化小血管在血压骤升时破裂所致。常见的高血压脑出血的部位有：基底节区（壳核、尾状核、丘脑）、脑叶、小脑和脑桥等。高血压脑出血造成的脑损害可分为原发性损伤和继发性损伤。原发性损伤主要指的是脑出血后血肿对脑组织的撕裂及直接的压迫，继发性损伤主要是血肿压迫导致局部循环障碍和血凝块溶解后的代谢产物对脑组织的破坏。

笔记

及时手术清除血肿和坏死的脑组织，才可能获得更快、更有效的康复。脑出血的内镜手术过程中内镜可置入血肿腔内，全景化显露术野，避免血肿残留。高清图像有助于辨识活动性出血点，有利于止血，降低二次出血的风险。神经内镜与显微神经外科技术、神经导航、术中超声等技术相结合，使神经内镜手术充分发挥定位准、创伤小、疗效好等优势，其治疗脑出血的优势已经被越来越多的神经外科医师认同。

神经内镜的临床应用历史很长，在脑出血应用方面，20 世纪 80 年代初，Auer 等率先应用神经内镜辅助脑内血肿清除成功，开辟了脑出血治疗的新途径。神经内镜技术在我国起自 90 年代末，近 10 年来发展迅速。

手术入路的选择以最大限度减少对脑组织的损伤为原则，遵循抵达病变路径最短、非功能区、充分利用自然腔隙的原理。在透明通道的支持下，神经内镜的操作可视化、视野大、图像清晰，可以帮助术者在直视的条件下清除脑内血肿，随着通道的方向调整，血肿的清除和血肿腔内的止血更加彻底；此外，在对通道的保护上，其对脑组织的牵拉相对显微镜更平稳和均匀，减少了对脑组织的创伤。

血肿定位技术对于神经内镜脑出血手术尤其重要。①术中导航：最精准和可靠的血肿定位方式。②软件结合智能手机：包含但不限于 3D-slicer 等。③解剖定位：通过解剖标志或术前在头部特定位置粘贴标记物后行 CT 定位，术者需要一定的手术经验，才能准确地找到血肿。本例患者即采用解剖标志定位。④术中超声：可以有效弥补术中脑组织"漂移"对血肿定位的影响。⑤术中 CT：可在手术过程中定位颅内血肿，精准指导手术进程。⑥人工智能：广阔的应用前景有待探索。

止血技术对于血肿清除的效果至关重要。对术中动脉性出血应首先采取双极电凝的方式止血。对血肿腔内渗血可采用以吸收性明胶海绵等类似止血材料压迫的方式止血，待出血停止后将其依次取出。可采用生物止血材料，充填或贴覆于术腔内止血。对有潜在再出血风险的患者可考虑血肿腔留置引流管。

神经内镜清除血肿的优势：①微创切口，医源性神经损伤小②出血少，相对于传统手术，神经内镜手术出血量一般在 100 mL以内，不需输血；③手术时间短，内镜血肿清除手术通常进行 1 小时左右；④术后并发症相对少；⑤恢复快，医疗费用相对减少。

神经内镜清除脑血肿的使用范围亦有局限性，对于恶性颅高压、中线移位明显、需要去骨瓣减压的患者并不适用，对适应证和禁忌证的把握需长期的经验积累。神经内镜只能利用一个较小的入口进行操作，手术空间狭小，周围重要结构多，对技术的精细程度要求高，使得神经内镜技术不容易短时间内被掌握。内镜所见为二维图像，景深差，尤其视野边缘会有轻度变形，需要长期训练适应。

【参考文献】

1. 周良辅 . 现代神经外科 .3 版 . 上海：复旦大学出版社，2021.

2. 骆明涛，伍聪，陶传元，等 .《高血压性脑出血中国多学科诊治指南》急救诊治解读 . 中国急救医学，2021，41（3）：185-190.

3. 中国急诊急救神经内镜治疗高血压性脑出血协作组，中国医药教育协会神经内镜与微创医学专业委员会，中华医学会神经外科分会 .2020 神经内镜下高血压性

笔记

脑出血手术治疗中国专家共识 . 中华医学杂志，2020，100（33）：2579-2585.

4. MENDELOW A D, GREGSON B A, FERNANDES H M, et al.Early surgery versus initial conservative treatment in patients with spontaneous supratentorial intracerebral haematomas in the international surgical trial in intracerebral haemorrhage（STICH）: a randomised trial.Lancet, 2005, 365（9457）: 387-397.

5. KUO L T, CHEN C M, LI C H, et al.Early endoscope-assisted hematoma evacuation in patients with supratentorial intracerebral hemorrhage: case selection, surgical technique, and long-term results.Neurosurg Focus, 2011, 30（4）: E9.

6. MENDELOW A D, GREGSON B A, ROWAN E N, et al.Early surgery versus initial conservative treatment in patients with spontaneous supratentorial lobar intracerebral haematomas（STICH Ⅱ）: a randomised trial.Lancet, 2013, 382（9890）: 397-408.

（朱侗明　吴雪海）

病例 20
颈动脉支架术后再狭窄的显微内膜剥脱手术一例

病历摘要

【基本信息】

患者男性，63 岁。

主诉：右侧颈动脉狭窄支架术后 2 年，头晕 3 个月。

现病史：患者 2 年前因发作性头晕在外院检查发现右侧颈内动脉狭窄，并行右侧颈内动脉支架置入术。最近 3 个月来再次出现头晕症状，自诉与支架置入手术前类似。

既往史：高血压病史 10 余年，口服药物治疗，控制良好。高脂血症病史 2 年，药物治疗控制良好。无糖尿病病史。

【体格检查】

生命体征平稳，神志清楚，四肢自主活动。无明显神经系统阳性体征。

【辅助检查】

头颅 MRI 平扫：可见双侧大脑半球多发腔隙性梗死，未见新发的梗死灶。

复查全脑 DSA：发现右侧颈动脉狭窄支架置入处发生再次狭窄，狭窄程度为重度（图 20-1）。

【诊断】

右侧颈内动脉支架置入术后再狭窄，重度。

【治疗经过】

患者入院后，完善各项辅助检查，排除手术禁忌后，在显微镜下行颈动脉内膜剥脱手术。手术过程顺利，术中完整剥除 2 年前介入手术置入的颈动脉支架及增生的内膜斑块组织，严密缝合颈内及颈总动脉后，常规关闭颈部切口（图 20-2）。术后继续口服阿司匹林抗血小板治疗，他汀类药物控制血脂。术后 1 周拆线出院。

随访：患者术后 3 个月颈部 CTA 复查，发现手术区颈动脉内膜光滑，未见明显再次狭窄（图 20-3）。

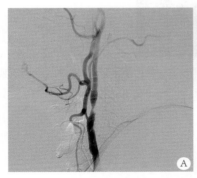
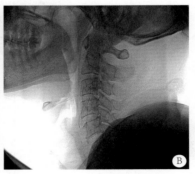

A：DSA 侧位可以看到颈内动脉起始段重度狭窄；B：DSA 未减影侧位透视可以看到颈动脉支架的显影，其上端低于下颌角水平。

图 20-1　复查全脑 DSA

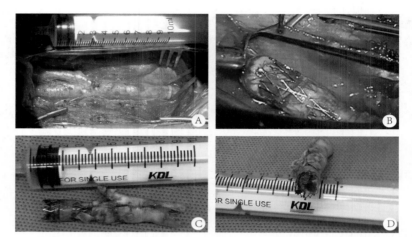

A：术中充分暴露颈总动脉及颈内动脉，以利于临时阻断；B：术中可见剥离出的支架及斑块；C：完整剥除离体的颈内动脉支架及斑块；D：支架上端的横断面可以看到腔内增生的斑块，几乎完全阻塞支架内腔。

图 20-2　手术过程

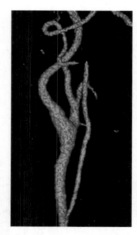

图 20-3　术后 3 个月复查 CTA 可以看到颈内动脉通畅，手术区略有膨大，无再次狭窄

病例分析

　　颈动脉狭窄或闭塞的诊断主要依靠颈部超声检查、CTA、MRA、高分辨率 MRI 和 DSA。通过辅助检查可以了解颈动脉狭

窄的部位、程度及侧支循环的代偿情况。DSA 虽属于创伤性检查，但仍是目前诊断颈动脉狭窄的主要检查方法和金标准。公认评价颈动脉狭窄程度的方法主要有 2 种：欧洲颈动脉外科试验法和北美症状性颈动脉内膜剥脱试验法。两者采用相同的狭窄分度方法，根据血管造影图像将颈内动脉的狭窄程度分为 4 级：①轻度狭窄：动脉内径缩小 <30%；②中度狭窄：缩小 30% ～ 69%；③重度狭窄：缩小 70% ～ 99%；④完全闭塞。根据 DSA 结果测量得知本例患者颈动脉狭窄程度约为 84%，属于重度狭窄。

颈动脉粥样硬化的治疗方法主要包括药物治疗、球囊血管成形术（percutaneous transluminal angioplasty，PTA）、颈动脉支架置入术（carotid artery stenting，CAS）、颈动脉内膜剥脱术（carotid endarterectomy，CEA）等。近年来欧洲和北美设计了大量的随机对照临床试验验证 CEA 手术的疗效，其中最有代表性的是北美有症状颈动脉内膜剥脱试验、欧洲颈动脉外科试验、无症状性颈动脉粥样硬化试验、无症状性颈动脉狭窄手术临床试验。其中北美有症状颈动脉内膜剥脱试验认为颈动脉狭窄超过 50% 的患者可以通过接受成熟的 CEA 手术获益，而欧洲颈动脉外科试验认为颈动脉狭窄超过 80% 的患者可以通过接受成熟的 CEA 手术获益。而根据 CREST 试验结果，CEA 和 CAS 在总体疗效上没有明显差异，但是就全部一级终点事件而言，对于年龄超过 70 岁的患者，CEA 要优于 CAS。该患者第 1 次手术选择 CAS，虽然术后常规服用双抗和降脂药物治疗，仍再次发生了颈动脉狭窄，并出现症状。第 2 次手术如果仍然选择 CAS，发生再次狭窄的可能性仍然很大，故选择行 CEA。

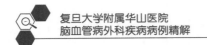

颈动脉支架置入术后再狭窄患者的 CEA，需要注意以下几点：①术前评估非常重要。通过本患者 DSA 侧位可以明显看出，狭窄位置位于支架中间部位，支架的上端最高点在患者的下颌角以下。这样在手术中可以阻断颈内动脉远端超过支架的部分。②手术中的充分暴露非常重要。颈内动脉手术显露的最高点一定超过支架的远心端，在支架远端以远的颈内动脉上临时阻断夹。颈总动脉的最低点一定要超过支架的近心端，在支架近端以近的颈总动脉上临时阻断夹。③术中斑块剥离操作要轻柔。因为大多数支架都紧贴血管外膜，在剥离的时候一定小心，防止外膜破损后修复困难，造成动脉狭窄及延长动脉阻断时间。④颈内动脉缝合要尽量在显微镜下进行。剥除支架及斑块后的血管外膜菲薄，缝合时既要尽量保证不漏血，又要确保留存颈内血管的最大直径，所以缝合血管每针的边距和针距一定要设计好。显微镜下可以看得相对清楚，可防止漏血和狭窄的发生。

病例点评

动脉粥样硬化（atherosclerosis，AS）是颈动脉狭窄或闭塞的主要原因，流行病学资料显示约 90% 的颈动脉狭窄是由动脉粥样硬化所致。动脉硬化斑块可以造成动脉管腔狭窄或闭塞，从而导致脑缺血，引起一系列的临床症状，如短暂性脑缺血发作或脑卒中。根据有无临床症状颈动脉狭窄可以分为症状性和无症状性，本例患者由头晕起病，症状比较明显，属于症状性颈动脉狭窄。

CEA 围手术期抗血小板药物的应用方法，一直存在争议。

笔记

CEA 的并发症包括缺血性卒中、死亡或出血等，其发生概率为 3.6% ～ 8.1%。抗血小板治疗已被证明可降低发生缺血性并发症的风险，但这必须与出血性并发症增加的可能性相平衡。外科医生经常面临在 CEA 围手术期是否继续使用抗血小板药物的困境。尽管绝大多数外科医生不会在 CEA 之前停用阿司匹林，但 43% ～ 55% 的外科医生会在 CEA 之前停用氯吡格雷。有学者对双联抗血小板治疗与阿司匹林单药治疗 CEA 的围手术期结果进行了系统回顾和荟萃分析，以确定这些抗血小板药物的最佳应用策略。该研究共有 47 411 名患者参与，其中 14 345 名（30.3%）接受双联抗血小板治疗，33 066 名（69.7%）仅接受阿司匹林治疗。研究主要结局包括缺血性并发症（脑卒中、短暂性脑缺血发作、经颅多普勒检测的微栓子）、出血性并发症（出血性脑卒中、颈部血肿和出血再次手术）和复合结局。尽管与阿司匹林单药治疗组相比，双联抗血小板治疗组经颅多普勒测量的微栓子显著减少（*OR* 0.19，95% 置信区间 0.10 ～ 0.35），但围手术期卒中（*OR* 0.87，95% 置信区间 0.72 ～ 1.05）和短暂性脑缺血发作（*OR* 0.78，95% 置信区间 0.52 ～ 1.17）的发生率没有显著差异。亚组分析未显示无症状和症状性颈动脉狭窄患者之间缺血性脑卒中风险存在显著差异。与阿司匹林相比，双联抗血小板治疗与颈部血肿（*OR* 2.79，95% 置信区间 1.87 ～ 4.18）和手术出血需要再次手术（*OR* 1.98，95% 置信区间 1.77 ～ 2.23）风险增加相关。研究结果提示与阿司匹林单药治疗相比，双联抗血小板治疗增加了 CEA 围手术期发生出血性并发症的风险，而发生缺血性并发症的概率与之相似。本例患者在术前一直应用阿司匹林单抗治疗，

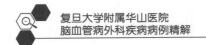
术后继续维持单抗治疗 3 个月。围手术期无缺血和出血事件发生，复查 CTA 颈内动脉未见再次狭窄。

【参考文献】

1. MAO Y，ZHU W，SONG J P.Surgical atlas of cerebral revascularization. Berlin：Springer Singapore，2021，97-104.

2. RICOTTA J J，ABURAHMA A，ASCHER E，et al.Updated society for vascular surgery guidelines for management of extracranial carotid disease：executive summary.J Vasc Surg，2011，54（3）：832-836.

3. KAKISIS J D，AVGERINOS E D，ANTONOPOULOS C N，et al.The european society for vascular surgery guidelines for carotid intervention：an updated independent assessment and literature review.Eur J Vasc Endovasc Surg，2012，44（3）：238-243.

4. BROTT T G，HALPERIN J L，ABBARA S，et al.2011 ASA/ACCF/AHA/AANN/AANS/ACR/ASNR/CNS/SAIP/SCAI/SIR/SNIS/SVM/SVS guideline on the management of patients with extracranial carotid and vertebral artery disease：executive summary.Stroke，2011，42（8）：e420-e463.

5. EUROPEAN STROKE ORGANISATION，TENDERA M，ABOYANS V，et al.ESC guidelines on the diagnosis and treatment of peripheral artery diseases：document covering atherosclerotic disease of extracranial carotid and vertebral，mesenteric，renal，upper and lower extremity arteries：the task force on the diagnosis and treatment of peripheral artery diseases of the european society of cardiology（ESC）.Eur Heart J，2011，32（22）：2851-2906.

6. KU J C，TASLIMI S，ZUCCATO J，et al.Editor's choice-peri-operative outcomes of carotid endarterectomy are not improved on dual antiplatelet therapy vs. aspirin monotherapy：a systematic review and meta-analysis.Eur J Vasc Endovasc Surg，2022，63（4）：546-555.

（安庆祝　朱巍）

病例 21
左侧颈动脉支架
成形术一例

病历摘要

【基本信息】

患者男性，72 岁。

主诉：右侧肢体麻木无力 20 天。

现病史：患者 20 天前因突发右侧肢体麻木乏力于当地医院急诊，完善检查行头颅 MRI 提示双侧额叶、左侧放射冠区及左侧脑室后角旁急性脑梗死。进一步行头颈 CTA 提示左侧颈内动脉起始段重度狭窄；右侧颈内动脉 C6 段动脉瘤。当地医院予以阿司匹林抗血小板、阿托伐他汀降脂等药物治疗，症状好转。

既往史：高血压病史 10 年，口服苯磺酸氨氯地平降压治疗，血压控制良好；糖尿病病史 3 年，口服二甲双胍降糖治疗，血糖

175

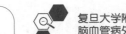
控制可。为进一步诊治，患者出院后来我院神经外科门诊就诊。

【体格检查】

神志清楚，言语流利，GCS 评分 15 分，双侧瞳孔等大、等圆，对光反射灵敏，直径 3 mm，右侧肢体肌力 4 级，左侧肢体肌力 5 级，病理反射（−）。

【辅助检查】

患者入院后完善术前检查及准备，排除禁忌后行全脑血管造影，结果提示左侧颈内动脉起始段重度狭窄，右侧颈内动脉 C6 段动脉瘤。

【初步诊断】

考虑：①左侧颈内动脉起始端重度狭窄；②右侧颈内动脉 C6 段微小动脉瘤。

【治疗经过】

考虑患者左侧颈内动脉起始端重度狭窄与右侧肢体无力症状相关，与家属沟通后拟行左侧颈动脉支架成形术。全身麻醉成功后，双侧腹股沟常规消毒铺巾，以 Seldinger 技术穿刺右股动脉，置入 8F 导管鞘，导丝支撑下，将 8F 导引导管以同轴技术（内套 125 cm VTK）超选入左侧颈总动脉内，旋转后选择工作角度，测量狭窄长度及远近段直径（图 21-1A）。全身肝素化，先置入 Abbott 保护伞，微导丝超选越过狭窄段后超选入左侧颈内动脉海绵窦段，将保护伞输送至岩骨段，打开保护伞后撤出保护伞系统。沿保护伞导丝输送 LitePAC 球囊 6 mm × 30 mm，路图下确认球囊远近段覆盖狭窄段（图 21-1B），缓慢充盈球囊直至 6 atm，10 秒泄球囊，复查造影提示狭窄明显改善（图 21-1C），撤出球囊。最

笔记

后沿微导丝置入 6.8 mm × 40 mm Abbott 支架，确认支架远近段完全覆盖狭窄段后，路图下缓慢释放打开支架，撤出支架系统手推造影见保护伞远端不显影，考虑斑块堵伞，将保护伞及伞内斑块回收至取伞装置内，整个系统在路图下缓慢撤出体外，复查造影见左侧颈内动脉起始段狭窄明显改善（图 21-1D），支架位置及打开贴壁良好，左侧颈内动脉颅内段血流明显改善。术后常规予以双抗药物治疗，复查头颅 CT 未见新发出血及脑梗死，术后第 3 天予以出院。3 个月后门诊复查颈部 CTA 提示左侧颈内动脉支架术后，未见明显狭窄，继续口服阿司匹林单抗治疗。

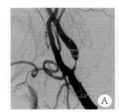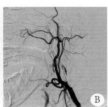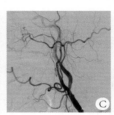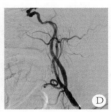

图 21-1　左侧颈内动脉起始端重度狭窄，行颈动脉支架成形术

病例分析

　　患者系老年男性，因右侧肢体麻木无力 20 天入院治疗，术前头颅 MRI 提示双侧额叶、左侧放射冠区及左侧脑室后角旁急性脑梗死，头颈 CTA 提示左侧颈内动脉起始段重度狭窄及右侧颈内动脉 C6 段动脉瘤。入院后行全脑血管造影提示左侧颈内动脉起始段重度狭窄，右侧颈内动脉 C6 段微小动脉瘤。考虑患者本次脑梗死症状与左侧颈内动脉重度狭窄相关，右侧 C6 段微小动脉瘤 ELAPSS 评分 4 分，目前破裂风险较低，与患者及家属沟通后建

议行左侧颈动脉内膜剥脱或左侧颈动脉支架成形术。患者家属考虑颈动脉内膜剥脱手术创伤较大，选择血管内治疗。术前3天口服双抗药物准备，并监测血栓弹力图，在确保抗血小板药物准备充分有效后全身麻醉下行左侧颈动脉支架成形术，术后继续予以双抗药物治疗，注意控制血压，预防脑缺血、高灌注及脑出血等并发症。患者手术过程及术后恢复过程均较为顺利，术后3天出院，3个月后门诊复诊。

病例点评

颈动脉狭窄最常见的病因是动脉粥样硬化，常多发并累及颈总动脉分叉、颈部颈内动脉，颈动脉纤维肌肉发育不良、颈动脉内膜剥离、颈动脉蹼等也是造成颈动脉狭窄的原因。目前，颈动脉狭窄的外科治疗方式主要包括颈内动脉内膜剥脱术和颈内动脉支架置入术。《中国缺血性脑卒中和短暂性脑缺血发作二级预防指南》推荐：①对近期发生 TIA 或 6 个月内发生缺血性脑卒中合并同侧颈动脉颅外段严重狭窄（70%～99%）的患者，如果预计围手术期死亡和卒中复发率小于 6%，推荐进行 CEA 或 CAS 治疗（Ⅰ类，A 级证据）。CEA 或 CAS 的选择应依据患者个体化情况（Ⅱ级推荐，B 级证据）。②对近期发生 TIA 或 6 个月内发生缺血性脑卒中合并同侧颈动脉颅外段中度狭窄（50%～69%）的患者，如果预计围手术期死亡和卒中复发率小于 6%，推荐进行 CEA 或 CAS 治疗（Ⅰ类，A 级证据）。CEA 或 CAS 的选择应依据患者个体化情况（Ⅱ级推荐，B 级证据）。③颈动脉颅外段狭窄程度小于 50% 时，不推荐行 CEA 或 CAS 治疗（Ⅰ 级推荐，A 级证据）。

CEA 最先由美国的 Spence 开展，随后得到普及。大样本随机对照研究结果显示 CEA 在有症状或无症状颈动脉狭窄治疗中的疗效比药物治疗明显，可减少 TIA 加重和脑卒中发生。CEA 对由颈动脉内膜血栓引起的重度颈动脉狭窄和症状性中度颈动脉狭窄的治疗效果明显优于药物治疗，从而奠定了 CEA 在治疗颈动脉狭窄中的金标准地位。CAS 作为除 CEA 外治疗颈动脉狭窄的重要手术方式，相对于 CEA，具有微创、便捷、局部神经损伤较少等优势。对高位颈动脉狭窄，外伤性或医源性颈动脉狭窄伴有颈动脉夹层动脉瘤，颈动脉内膜纤维组织形成不良，肿瘤压迫性颈动脉狭窄，一般情况差不能耐受手术，动脉内膜切除术后再狭窄者，目前认为不适合行 CEA，而创伤更小、灵活度更大的 CAS 则更为适合。

CAS 与 CEA 的对比一直是颈动脉狭窄治疗的研究热点。对于症状性颈动脉狭窄，基于 EVA-3S、ICSS、SPACE 和 CREST 四个大样本 RCT 研究的结果显示，接受 CAS 与 CEA 的两组患者在围手术期及术后长期随访中的卒中发生率均很低，无统计学差异。对于无症状性颈动脉狭窄，基于 SAPPHIRE、ACT-1 和 CREST 等 RCT 研究的分析结果显示，接受 CAS 与 CEA 的患者围手术期死亡或任何卒中的发生率均无差异。因此，目前多认为 CAS 与 CEA 在安全性和预防卒中效果上无差异。对于无条件实施 CEA 的患者，CAS 可能是改善其远期预后的替代手术方式之一。

手术时机是影响颈动脉狭窄患者临床预后和转归的重要因素。目前认为，急性缺血性脑卒中在发病 6 周后手术较为安全；对于

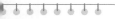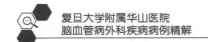
近期症状发作，影像学检查提示为不稳定斑块者应争取尽早手术，建议于2周内手术；对于TIA或轻微卒中患者，如果没有早期血管重建术的禁忌证，推荐在事件出现2周内进行干预；如为双侧病变，根据临床情况两侧手术间隔可以在2～4周，有症状侧和（或）狭窄严重侧优先手术。CAS术前需要进行规范的药物准备，建议术前3～5天使用阿司匹林（100～300 mg/d）加氯吡格雷（75 mg/d）进行双联抗血小板治疗；术后双联抗血小板治疗至少4周，如果合并冠心病和再狭窄的危险因素建议延长至3个月。术后建议长期服用阿司匹林，对于不能耐受氯吡格雷或阿司匹林的患者，可以使用其他抗血小板药物，如西洛他唑、沙格雷酯、双嘧达莫、替格瑞洛等。

尽管CEA和CAS治疗颈动脉狭窄的有效性和安全性已被多项前瞻性随机对照临床试验所证实，且两种治疗方式的长期预后并无明显差异。但两种治疗方式都存在一定的局限性。例如，当血管狭窄位置过高、动脉粥样硬化斑块节段过长时，单纯颈内动脉内膜切除很难实现血管重塑；而当病变动脉过于迂曲、粥样硬化斑块严重钙化或颈内动脉慢性闭塞时，颈动脉支架置入术也难以实施。因此，对于复杂的颈动脉狭窄病变，单一的治疗方式很难达到理想的治疗效果，而复合手术技术给复杂颈动脉狭窄的治疗带来了新的突破。

【参考文献】

1. 中华医学会神经病学分会，中华医学会神经病学分会脑血管病学组. 中国缺血性脑卒中和短暂性脑缺血发作二级预防指南2014. 中华神经科杂志，2015，48（4）：258-273.

笔记

2. ECKSTEIN H H, RINGLEB P, ALLENBERG J R, et al.Results of the stent-protected angioplasty versus carotid endarterectomy（SPACE） study to treat symptomatic stenoses at 2 years：a multinational, prospective, randomised trial. Lancet Neurol, 2008, 7（10）：893-902.

3. BROTT T G, HOBSON R W, HOWARD G, et al.Stenting versus endarterectomy for treatment of carotid-artery stenosis.N Engl J Med, 2010, 363（1）：11-23.

4. ROSENFIELD K, MATSUMURA J S, CHATURVEDI S, et al.Randomized trial of stent versus surgery for asymptomatic carotid stenosis.N Engl J Med, 2016, 374（11）：1011-1020.

5. BONATI L H, DOBSON J, FEATHERSTONE R L, et al.Long-term outcomes after stenting versus endarterectomy for treatment of symptomatic carotid stenosis：the international carotid stenting study（ICSS） randomised trial.Lancet, 2015, 385（9967）：529-538.

6. KERNAN W N, OVBIAGELE B, BLACK H R, et, al.Guidelines for the prevention of stroke in patients with stroke and transient ischemic attack：a guideline for healthcare professionals from the American Heart Association/American Stroke Association.Stroke, 2014, 45（7）：2160-2236.

7. BONATI L H, KAKKOS S, BERKEFELD J, et al.European Stroke Organisation guideline on endarterectomy and stenting for carotid artery stenosis.Eur Stroke J, 2021, 6（2）：I-XLVII.

8. 中华医学会外科学分会血管外科学组.颈动脉狭窄诊治指南.中国血管外科杂志（电子版）, 2017, 9（3）：169-175.

（杨恒　顾宇翔）

病例 22
慢性硬脑膜下血肿钻孔引流及脑膜中动脉栓塞治疗一例

📋 **病历摘要**

【基本信息】

患者男性，70 岁。

主诉：头部外伤后 1 月余，右侧肢体乏力 1 天。

现病史：患者于 1 个月前与人打架导致头部外伤，当时自感头晕，无明显头痛，无恶心、呕吐，无肢体活动障碍。至外院行头颅 CT 未见明显异常。1 天前患者自感右侧肢体乏力，步态不稳，无明显头晕、头痛、恶心、呕吐，无二便失禁。遂立即至我院急诊。

既往史：无特殊，无其他系统性疾病，无烟酒等不良嗜好。

【体格检查】

患者 GCS 评分 15 分，双侧瞳孔等大、等圆，对光反射灵敏，右侧肢体肌力 4 级，左侧肢体肌力 5 级，双侧病理反射（－）。

【辅助检查】

头颅 CT：左侧额、顶部亚急性 – 慢性硬脑膜下血肿，血肿量约 180 mL，左侧脑室明显受压，中线移位 1 cm。

【诊断】

左侧额、颞、顶部慢性硬脑膜下血肿。

【治疗经过】

根据患者症状及血肿量决定行慢性硬脑膜下血肿钻孔引流术。因我院目前正在进行"应用液体栓塞材料治疗非急性硬脑膜下血肿：一项在中国开展的脑膜中动脉栓塞术随机对照研究"，经评估患者符合入排标准，与家属沟通后同意加入临床研究，随机分入钻孔引流＋脑膜中动脉栓塞组。当日患者即入复合手术室，行全身麻醉后，以 Seldinger 技术穿刺右股动脉，置入 5F 导管鞘，导丝引导下，5F-MP 造影导管行全脑血管造影，见左侧慢性硬脑膜下血肿压迫脑组织，造成左侧大脑中动脉远端血管推挤后移位，左侧脑膜中动脉额顶支均发育良好，远端可见棉絮样改变；余血管未见异常。随后将 5F-MP 造影导管置入左侧颈外动脉起始部，旋转后选择工作角度，Marathon 微导管在 Traxcess 0.010 inch 微导丝引导下，首先进入左侧脑膜中动脉顶支远端，手推造影证实后，注射 Onyx-18 非黏附性液体栓塞材料对脑膜中动脉实施栓塞。注胶过程中采取边注射、边退管的方法，缓慢注射，直至将脑膜中动脉顶支及其次级分支尽可能完全闭塞。而后使用第 2 根

Marathon 微导管，在微导丝引导下进入脑膜中动脉额支远端，对额支及其分支进行栓塞。术后复查造影可见脑膜中动脉额顶支不显影，岩骨支未见损伤（图 22-1B）。遂结束脑膜中动脉栓塞术，封鞘后头部消毒铺巾，在顶部做纵向切口，颅骨钻孔后，十字切开硬脑膜，见大量暗红色液体喷出，压力极高。置入引流管后各方向冲洗，直至冲洗出清亮液体后，留置引流管，固定后关闭切口。术后当日复查头颅 CT 见左额、颞、顶暗性液区，引流管位置良好。术后患者恢复可，右侧肢体肌力完全恢复。术后第 3 天引流管引流量显著减少至 15 mL，遂拔除引流管。术后给予阿托伐他汀 20 mg qn 口服 8 周。术后 3 个月复查头颅 CT 见 Onyx 胶铸形良好，血肿无明显残留复发（图 22-1C）。

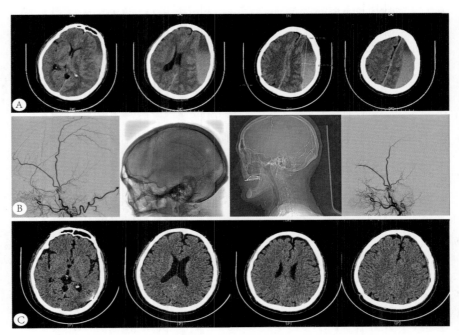

A：术前 CT；B：术中造影及铸胶形态；C：术后 3 个月 CT。

图 22-1　术前、术中及术后影像

病例分析

患者系老年男性，因头部外伤后 1 月余，右侧肢体乏力 1 天入院治疗，术前头颅 CT 提示左侧亚急性－慢性硬脑膜下血肿，脑室受压，中线向右偏移 1 cm。考虑患者 1 个月前有明确外伤史，本次肢体乏力症状与左侧血肿相关。因本次血肿量较大，且 CT 显示部分血肿密度较高，存在进一步扩大的风险，遂决定行钻孔引流术。因患者符合全国多中心随机对照研究入排标准，与患者及家属充分沟通后，同意患者入组，根据随机结果在钻孔引流前进行脑膜中动脉栓塞术。在一体化复合手术室成功栓塞脑膜中动脉额顶支后，行钻孔引流术，避免了对全身麻醉患者转运造成的相关风险。术后根据引流量动态决定拔管时间，同时使用阿托伐他汀巩固行最佳药物治疗。患者手术过程及术后恢复过程均较为顺利，术后 3 天拔管，3 个月后随访无血肿、无明显复发。

病例点评

慢性硬脑膜下血肿是中枢神经系统最常见的疾病之一，传统治疗方式包括传统药物治疗（如阿托伐他汀、地塞米松等）、钻孔引流术或开颅血肿清除术，但复发率达 2% ～ 37%，目前认为慢性硬脑膜下血肿形成与进展主要与血液进入硬脑膜下腔后炎性假膜的形成相关。血肿假膜的外膜部分与硬脑膜粘连紧密，且有小血管相连，这些新生血管渗透性及脆性较高，易反复出血、渗漏，因此可能导致血肿增大且术后易复发。研究显示慢性硬脑膜下患者脑膜中动脉分支弥漫性扩张，同时存在分散的异常血管网；进一步对血肿外膜的血管结构进行组织学研究，发现有 3 种类型的血管（包括毛细血管样血管、小静脉及小动脉）均穿透硬脑膜与脑膜中动脉的分支相连。因此目前认为，脑膜中动脉是非急性硬脑膜下血肿假膜血供的重要来源，是血肿发生、发展的关键环节之一。因此，栓塞脑膜中动脉可以阻断血肿外膜的血液供应，从而防止血肿的增大或复发，尤其是对于复发难治性慢性硬脑膜下血肿、服用抗血小板聚集药物或抗凝药物的、有基础类疾病不能耐受手术的患者，可以作为传统药物治疗或传统外科治疗的有力补充。

在实际操作中，患者多使用全身麻醉，在用全脑血管造影排除其他重大脑血管病的同时，进行脑膜中动脉超选造影。期间注意观察血肿包膜有无"棉絮样染色"特征性改变，并再次评估。①脑膜中动脉走行、分支和血管迂曲程度；②入棘孔时岩支是否显影及起始部位；③眶区与眼动脉危险吻合情况。栓塞过程中首先分别将微导管超选至脑膜中动脉额顶支主干远端，要求尽量走远。待微导管造影确认管头位置满意后，缓慢注射栓塞剂，闭塞脑膜中动脉一级分支及其更远端分支血管，尽量使栓塞剂弥散进入血肿包膜血管。整个过程可采用控制反流，或边注胶边退管的方式进行。同时应格外注意避免栓塞材料反流进入眶部危险吻合和岩支，以免造成视网膜中央动脉栓塞和第 7 脑神经损伤。

【参考文献】

1. IRONSIDE N, NGUYEN C, DO Q, et al.Middle meningeal artery embolization for chronic subdural hematoma: a systematic review and meta-analysis.J Neurointerv Surg, 2021, 13(10): 951-957.

2. SRIVATSAN A, MOHANTY A, NASCIMENTO F A, et al.Middle meningeal artery embolization for chronic subdural hematoma: meta-analysis and systematic review.World Neurosurg, 2019, 122: 613-619.

3. LINK T W, BODDU S, PAINE S M, et al.Middle meningeal artery embolization for chronic subdural hematoma: a series of 60 cases.Neurosurgery, 2019, 85(6): 801-807.

4. LINK T W, RAPOPORT B I, PAINE S M, et al.Middle meningeal artery embolization for chronic subdural hematoma: endovascular technique and radiographic findings.Interv Neuroradiol, 2018, 24(4): 455-462.

5. LINK T W, SCHWARZ J T, PAINE S M, et al.Middle meningeal artery embolization for recurrent chronic subdural hematoma: a case series.World Neurosurg, 2018, 118: e570-e574.

（倪伟　顾宇翔）